野菜をまいにち食べて健康になる

農学博士 加藤 淳 著

野菜ソムリエ上級Pro 萬谷利久子 協力

はじめに

みなさんは毎日、どのくらい野菜を食べていますか?

「美容と健康を考えて、野菜サラダは積極的に食べている」と言う方は多いかもしれません。実際に、総務省の「家計調査」によると、最近10年間のサラダの購入金額は、増加傾向で推移しています。しかし、1人当たりの1年間の野菜消費量は、この20年間、減少傾向に歯止めがかかっておりません。

「21世紀における国民健康づくり運動」(健康日本21)において、厚生労働省が掲げる「1日当たり350g」という野菜の摂取目標量は、1997年の「国民栄養調査」の結果(1日当たり平均292g)を基準値として、そこからの摂取量の増加を期待しているものです。野菜にはビタミンやミネラルをはじめ、各種の栄養素が含まれ、生活習慣病や肥満の予防に寄与するものと考えられるためです。

高血圧や高脂血症、虚血性心疾患、脳卒中、一部のガン(大腸ガン、乳ガン、胃ガン)、糖尿病、そして骨粗鬆症などは、食生活との関連が深い疾病と言われています。また、エネルギーの摂取と消費のバランスが崩れ、栄養が過剰となった状態として

「肥満」があります。

これら生活習慣病や肥満の予防には、栄養状態をより良くするための「適正な栄養素の摂取」が重要であり、食物繊維、ビタミン、そしてカルシウムやカリウムなどのミネラルの摂取には、野菜が重要な役割を果たします。しかし、残念ながら、私たちの野菜の摂取量は、まだまだ不足しているのです。

最近、厚生労働省が発表した「国民健康・栄養調査」（２０１８年）によると、20歳以上の人の１日当たりの野菜摂取量は、平均で２８１・４ｇとなっています。なんと、１９９７年の基準値よりも10ｇ以上減っているのです。特に、20歳代から30歳代での不足が顕著になっています。


これは、食生活を取りまく社会環境の変化に伴い、加工食品や特定の食品などへの依存度が上昇していること、朝食の欠食率が増加していること、過剰なダイエット志向が存在していること、などが影響しているとみられています。

私たちが健康で幸福な生活を送り、子どもたちが健やかに成長するためには常日頃から食について関心を持ち、食品の選び方やその組み合わせ、食の安全に関する知識を深め、自ら考える習慣を身につけるための取り組み、すなわち「食育」が大切です。

8月31日は、全国の野菜に関係する9団体で提唱した「やさいの日」です。野菜が有する栄養性や健康機能性について、改めて見つめ直す機会としたいものです。さらには本書が、現在の日本における食生活の乱れや極端な栄養の偏り、野菜をはじめとする食料の生産に関する課題などについても、一人ひとりが考えるきっかけとなれば幸いです。

目　次

第3章　野菜をまいにち食べて健康になる

第4章　野菜を上手に活かす

第 1 章

野菜好きの野菜知らず

大きく変わった日本の食生活

今から60年ほど前、高度経済成長のスタート（1955年頃）とともに、私たちの食生活も大きく変化しました。それまで3食ともご飯とみそ汁の和食であった食事が、パンやパスタ、ハンバーグやオムレツと、食の洋風化が進み、それに伴いお米の消費量は減っていきました。

食料自給率のさらなる低下

食料自給率（カロリーベース）についてみると、1960年には約80％ありましたが、年々低下をし続けて、2017年には38％となってしまいました。農林水産省が掲げる目標値、「2030年度に45％」にはとても届きそうにありません。

この要因の一つには、最初に述べた「食生活の変化」があります。お米の1人当たりの年間消費量は1960年には118・3kgあったものが、2017年には54・2kgと、実に半分以下にまで減少しているのです。それとは逆に、肉類や油脂類の消費拡大（それぞれ約9倍と約5倍に増加）が進み、その原料となる家畜の飼料や大豆の輸入が著しく増えました。

野菜についてみると、１人当たりの供給量は、この50年間で微増（約１・２倍）しています。この数値には輸入野菜も含まれているので、自給率（２０１７年・野菜79％）の数値とは異なりますが、野菜を食べる量は50年前に比べ、やや増加していると言うことができます。

食品に含まれる栄養素の機能としては、炭水化物やたんぱく質、脂質のようにエネルギー供給を担う熱量素と、ビタミンやミネラルのように体機能調節を担う保全素に分けることができます。穀類などは主として熱量素の役割を担っていますが、野菜では主として保全素の役割を担っています。

野菜は一般に、ビタミンやミネラルが豊富で、いも類のようなでん粉系のものを除き、食物繊維が多くカロリーが低いため、生産量が増えてもカロリーベースの食料自給率の向上に対する寄与率は小さくなってしまいます。

熱量素が不足すれば、お腹が減って体力が維持できませんし、保全素が不足すれば、栄養バランスが崩れて健康を維持できません。食品に含まれている栄養素は、各人の消費エネルギーに応じて、バランス良く摂取されなければなりません。

欧米先進国と比較しても、日本の食料自給率は著しく低く、現状では輸入農畜産物に頼らなければ、私たちの健康を維持できない状況となっています。今般の新型コロナウイルス禍（2020年1月国内初確認）におけるマスク不足でも明らかとなったように、緊急事態が発生した場合には、種々の理由から物資の流通が停止してしまうことがあります。海外からの食料の安定確保が難しいのであれば、自国で生産するしかありません。

野菜が抱える不安

高度経済成長期には、農業生産から工業生産にシフトし、工業製品の輸出によって著しい経済成長を遂げることができましたが、人口減少に方向転換したポスト高度成長期においては、今一度、食料の安定供給について見直さなければなりません。

新品種の育成や、新たな栽培技術の開発など、農業技術の進歩によって、農業生産性の向上は図られてきましたが、種苗供給といった点からみると、野菜についてはさらなる不安が付きまといます。

国や都道府県の農業試験場などでは、主としてお米や畑作物の品種改良を行っています。地域の特産品となっている野菜や果樹の品種改良を手掛けている県などもありますが、野菜の場合は種苗会社が供給する種子や苗が多くなっています。国内の種苗会社であっても、国内で品種改良を行っているとは限らず、海外からの導入品種も多くみられます。

世界における種苗市場は、種子メジャーと呼ばれる多国籍企業大手４社が、約６割のシェアを握っていると言われます。農業生産の要となる種苗の供給から考えていかないと、将来にわたる食料の安定確保には不安が付きまといます。

安定した食料生産のためには、農業の担い手や耕地面積の確保、気候変動に対応できる生産性の維持・向上など、種々の問題を現在の日本は抱えています。これからも持続的な食料生産を確保していくためには、２０３０年までの国際目標として国連サミット（２０１５年９月）で採択された「持続可能な開発目標（ＳＤＧｓ）」を見据え、今後の展開を構築していく必要があるものと考えます。

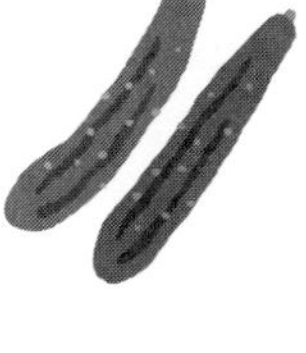

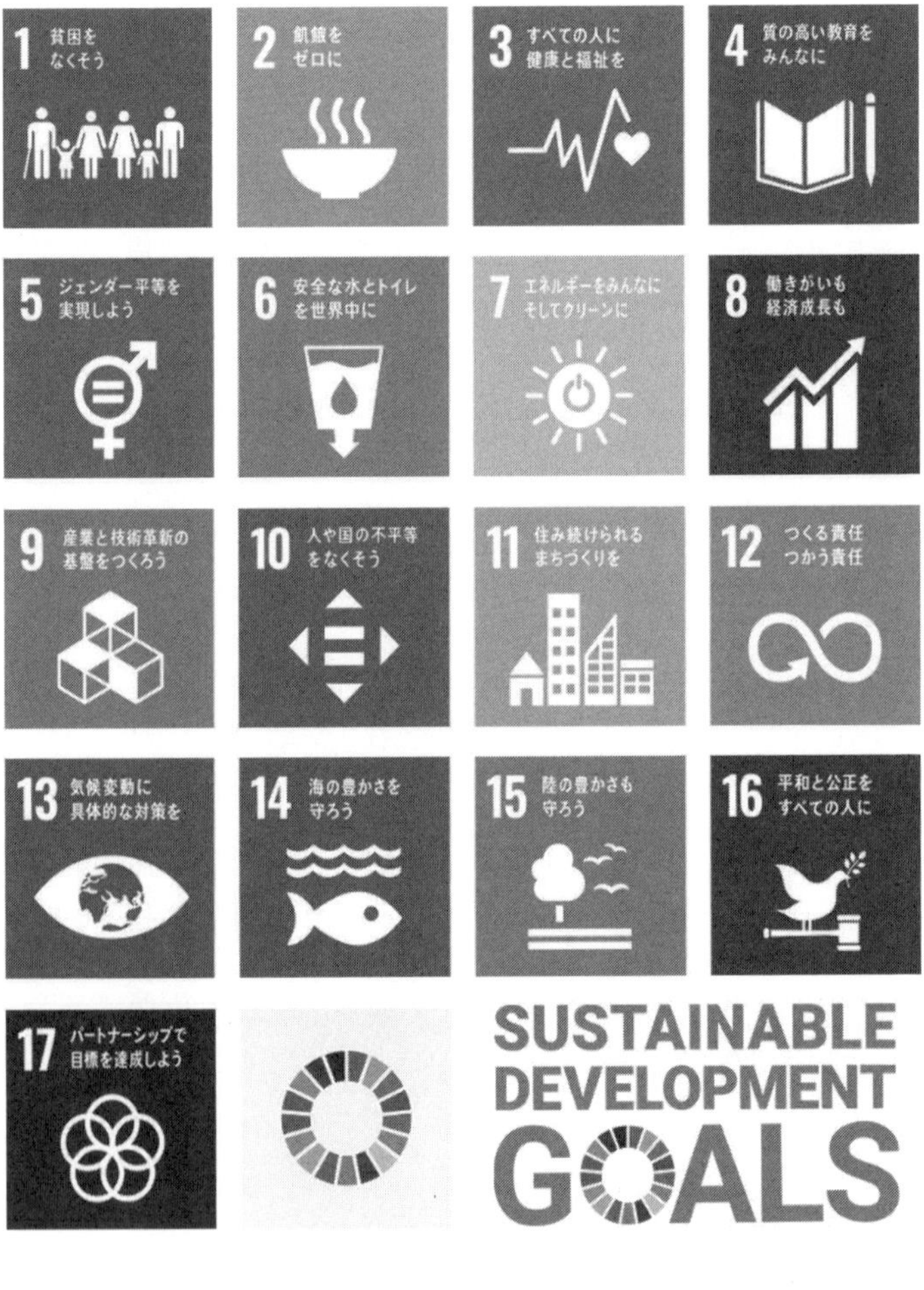
1 貧困を なくそう
2 飢餓を ゼロに
3 すべての人に 健康と福祉を
4 質の高い教育を みんなに
5 ジェンダー平等を 実現しよう
6 安全な水とトイレ を世界中に
7 エネルギーをみんなに そしてクリーンに
8 働きがいも 経済成長も
9 産業と技術革新の 基盤をつくろう
10 人や国の不平等 をなくそう
11 住み続けられる まちづくりを
12 つくる責任 つかう責任
13 気候変動に 具体的な対策を
14 海の豊かさを 守ろう
15 陸の豊かさも 守ろう
16 平和と公正を すべての人に
17 パートナーシップで 目標を達成しよう
SUSTAINABLE
DEVELOPMENT
GOALS

持続可能な開発目標（2015年国連サミット）

作り手によって変わる野菜の味

野菜を販売するお店を「八百屋《やおや》」と呼ぶように、世界には実に様々な野菜がありま す。世界全体では８００種類以上、日本国内でも１００種類以上の野菜が栽培されており、日々の食卓に上っています。現在、国内で栽培されている野菜は、伝統野菜（第3章参照）など一部のものを除き、ほとんどが海外から渡来したものや、導入された品種です。

野菜は利用する部位によって、葉茎菜類、果菜類、根菜類などに分類され、栽培する品種によって、数多くの作型（栽培する時期や様式）があります。生産者は、その地域の栽培環境（気象条件や土壌条件）に合った品種を選択し、出荷時期に応じた作型で栽培します。

栽培法の違いで現れる品質

栽培する野菜の品目や季節によっても異なりますが、一般的には屋外で栽培する露地栽培と、ビニールハウスなどで栽培する施設栽培があります。広い栽培面積が必要な葉茎菜類や根菜類では露地栽培が多く、細やかな温度管理や水分管理が必要な果菜類では施設栽培が多くなっています。

また最近では、土を全く使用せず、密閉された施設内で、溶液栽培によって野菜を生産する植物工場などもあります。そこまで大掛かりな施設ではなくても、トマトやレタスなどをハウス内で溶液栽培している生産者も数多くいます。

野菜の品質は、生産環境によって大きな影響を受けます。気象条件、栽培時期、作型、土壌、そして施肥などの肥培管理によって、見た目（外観品質）だけでなく、味や栄養成分（内部品質）も変わってきます。

野菜の生育には、水と二酸化炭素を基に光合成によって作り出される糖（最初に合成される糖はブドウ糖）と、根から吸収される養分（窒素・リン酸・カリウムが3大栄養素）が必要で、その条件の微妙な違いが、野菜の収量や品質に影響してくるのです。

野菜の種類によって、光合成特性は異なります。一般に、夏に生育する野菜では、光に対する要求が強く、秋から春にかけて生育する野菜では、光の要求の程度は小さくなります。

施肥に関しては、生育初期にリン酸が不足すると、ＤＮＡの合成が抑制されて大きく生長できません。窒素は光合成能力にも関係しており、収量に大きな影響を及ぼします。また、化学肥料が中心か、有機栽培のように有機質肥料のみで栽培するかによっても、養分吸収のパターンが変化します。

露地栽培では光の条件をコントロールすることは難しいですが、栽培地域による土壌条件や気象条件の違いが大きく、生産者による作型の選択や施肥条件などの肥培管理によって、収量や品質は変わってきます。施設栽培の場合では、人工的な光のコントロールに加え、養分供給の成分組成や量のコントロールによって、収量や品質は大きく異なります。

さらに、収穫する時間帯や収穫後の予冷条件などによっても、品質が大きく変わることがあります。夏採りほうれんそうのように、夕方に収穫した方が糖やビタミンＣの含量が高くなるケースもあります（第４章で詳述）。

野菜は収穫後も呼吸を続けるため、呼吸熱を発します。特に外気温の高い夏場では、予冷により収穫後速やかに品温を下げることが、呼吸による糖の損失を防ぎ、鮮度保持にとって重要となります。

このように、同じ産地で同じ品種の野菜を作ったとしても、生産者の肥培管理の仕方や、収穫のタイミング、その後の取り扱い方法によって、野菜の品質は大きく変動し、作り手の努力が味の違いとして現れるのです。

おいしい野菜ってどんな野菜？

スーパーマーケットの棚には、一年中、色とりどりの野菜が並んでいますが、いつの時期の野菜が、一番おいしいのでしょうか。一般的には、その野菜の「旬」に収穫されたものがおいしいと言われます。しかし、収穫したてのものが、必ずしもおいしいとは限りません。

野菜の「おいしさ」を構成する要素としては、主として「色」「香り」「肉質（テクスチャー）」、そして「味」があります。他にも、食べる際の「品温」や、咀嚼時の「音」なども影響を及ぼします。

おいしさをつくる成分

色については、クロロフィル（緑）やアントシアニン（赤〜紫）などの色素によって、その野菜特有の色調が発現され、ポリフェノールオキシダーゼ（酸化酵素）などの酵素によって、切り口が褐色に変化したりします。

香りには種々の芳香成分が関与しており、ヘキサナールのような緑の葉っぱの香りはアルデヒド類、熟した果実の発するフルーティな香りはエステル類によってもたらされます。

肉質、特に口腔内で感じられるテクスチャーと呼ばれる物性値は、野菜のおいしさを左右する重要な特性です。硬さや歯ざわりに影響を及ぼす成分としては、細胞壁を構成するセルロースや、果肉の成分であるペクチンなどがあります。同じ糖度のメロンで比較すると、柔らかい方が甘味が強く感じられます。

舌で感じられる味としては、糖や有機酸などの呈味成分がありますが、甘味、酸味、塩味、苦味、旨《うま》味のいわゆる「五味」は、関係する化学成分を舌などに存在する味蕾《みらい》の味細胞が感知する「味」です。一方、辛味や渋味は物理刺激によるものです。

これらの成分は、野菜を栽培する季節や、生育状況、収穫時の天候や時間帯、収穫後の経過時間などによって変化します。その野菜の生育に適した季節に栽培し、収穫されたものが「旬」と呼ばれ、これらのおいしさに影響を及ぼす成分値も良好となっています。ただし、野菜の種類によっては、収穫直後ではなく、少々時間が経過した方がおいしくなるものもあります。

トマトやメロンなど、果菜類の一部はクリマクテリック型果実と呼ばれ、未熟果実を収穫した後に、一定条件下で成熟させることで、果実内部で発生するエチレンによって植物ホルモンであるジベレリンが分泌され、果実が成熟します。特に、一部のメロン品種や洋ナシなどでは、この追熟条件によって、大きく味が変わります。

畑で完熟したものが食べられれば、それが一番おいしいかもしれませんが、日常的にそのような野菜を食べることのできる人は限られています。収穫後の出荷から販売までの期間によっても、味は大きく変わります。これらの追熟型野菜は、消費者の手に届くまでの期間を計算して、収穫されているのです。

一方、じゃがいもやかぼちゃのようなでん粉蓄積型の野菜では、貯蔵条件によって味が大きく変わります。これらの野菜は、一定の条件下で貯蔵することによって、でん粉が分解されて糖に変わり、甘味が増加します。テクスチャーに関しても、粉質感の強かったものが粘質に変わり、しっとりとした食感になります。

特に、メークインなどの生食用（青果用）じゃがいも品種では、低温（冷蔵庫内と同程度の温度）で数カ月貯蔵すると、還元糖が増加して甘味が増します（詳細は第4章参照）。収穫直後よりも、低温で寝かせた春先の方がおいしくなるのです。まさに、春に一番おいしさを味わえる「五月の女王（メークイン）」なのです。

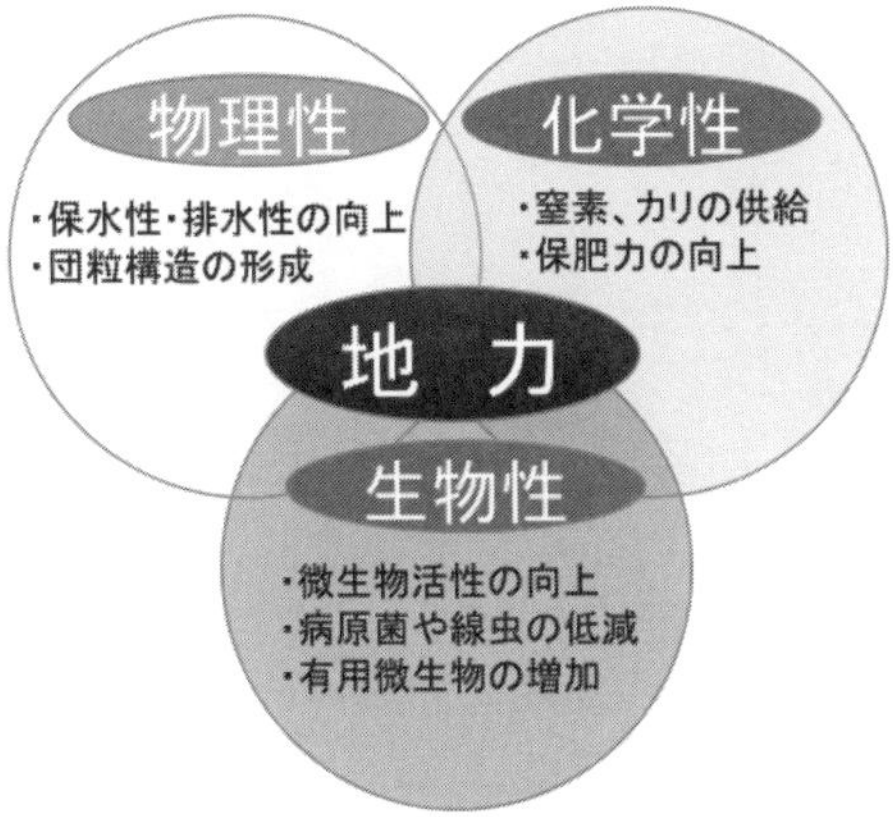

地力の三要素

野菜づくりは土づくりから

野菜の成長に必要な栄養分

植物の生長には、水と空気と土の中の栄養分が必要です。野菜が元気で健康に育つ土とは、バランスの取れた栄養分（化学性）、根が生長しやすい柔らかさ（物理性）、作物が育ちやすい環境を作る微生物（生物性）の三拍子が揃っている土です。これら三拍子の調和が取れている土壌を、「地力」の高い土と呼びます。

野菜の生長に必要な栄養素は20種類ほどありますが、最も重要な窒素、リン酸、カリウムの3要素に、カルシウム、マグネシウムを加えたものが「５大要素」と言われ、野菜の吸収量が多い「多量要素」に分類されます。

この他に、吸収量は少ないけれども、野菜が健康に育つためには無くてはならない「微量要素」として、ホウ素、亜鉛、銅、マンガンなどがあります。これらの栄養素はいつでも土の中に豊富にあるわけではなく、作物を育て、収穫することによってどんどん減っていってしまいます。そのため、野菜の生長に必要な肥料を与えたり、堆肥などの有機物の補給による「土づくり」が重要となります。

化学肥料には、天然の鉱物などを原料として、それぞれの肥料成分を単独に加工した単肥や、野菜の種類に合わせて必要な栄養分を配合して、粒状に成形した化成肥料などがあります。これらはいずれも、土に播かれると土壌中の水分に肥料成分が溶け出して、野菜に速やかに吸収される、速効性の栄養分となります。

これに対して、家畜の糞尿と麦わらなどを堆積し、微生物の力で発酵させて作った堆肥の場合には、土に播かれてから堆肥中の有機物が分解し、溶け出してくるまでに時間がかかるため、その効果が現れるのは遅くなります。

一般に、堆肥に含まれる栄養分の量だけでは、野菜の生長にとって不足する場合が多いため、堆肥などの有機物や有機質肥料と、化学肥料による栄養補給を平行して行い、生産量を確保します。

野菜に必要な栄養分に限ってみれば、化学肥料だけでも供給することができ、土を使わない養液栽培などでも野菜の生産は可能です。最近では、都市近郊型の植物工場や、飲食店に併設された温室で、溶液栽培により野菜を作る企業も増えてきています。

野菜の生長に使われる栄養分は、化学肥料から与えた場合にも、有機物として与えた場合にも、吸収される時点での最終的な化学形態は同じになります。有機物から窒素成分が供給されるには、土の中の微生物が有機物を分解して、植物が吸収可能なアンモニア態または硝酸態の窒素に変えてくれます。

生きた土を作る

しかし、化学肥料だけを長年使い続けていると、土はどんどん痩せてきます。これはなぜでしょうか。

土の柔らかさ（土壌硬度）、水はけの良さ（透水性）、水持ちの良さ（保水性）など、土壌の物理性は、土壌を構成している鉱物の大きさ（土性）と、そこに生息する微生物の活動によって作られます。

土の中には、野菜に病気や被害を及ぼす微生物と、良好な環境を作り出す微生物の両方が棲んでいます。これら土壌微生物のバランスは、そのエサや住処《すみか》となる有機物の量と種類によって変わります。有機物の補給により、土の中の微生物のバランスを良好に保ち、生きた土を作ることこそが、「土づくり」の本質と言えます。

野菜の種類や作付け時期、畑の土壌条件などによっても、必要とする肥料成分の種類や量は異なります。化学肥料であっても有機物であっても過剰に施用し続けると、作物が吸収しきれなかった栄養分が土壌に蓄積していき、やがては地下水や河川の汚染につながります。このため、畑の土の栄養状態や物理性を的確に把握するための診断が重要となります。私たちの身体の健康状態を把握するためには健康診断が必要なように、土にも土壌診断が必要なのです。

日本最大の野菜の産地である北海道では、農薬や化学肥料の使用量を必要最小限にとどめ、より安全で高品質な作物作りを推進する「クリーン農業」が行われています。有機物による土づくり、土壌診断の活用、病害虫対抗植物の利用、輪作体系の維持などが、その基本となっています。広大な大地、きれいな河川、さわやかな空気、冷涼で病害虫の発生しにくい気候など、北海道の自然条件を最大限に活かした農業がクリーン農業なのです。

有機農業やクリーン農業に限らず、どのような生産形態においても、その基本は土づくりにあると言えます。健康な土で作物を育てることで、おいしくて安全な野菜を持続的に生産することが可能となるのです。

土づくりを助ける緑肥

最近では、畑は単に作物を生産する場としての役割だけではなく、そこを訪れる人々に安らぎを与える農村景観も重視されるようになってきています。色とりどりの丘からなる北海道の美瑛町のように、見た目にも綺麗な色模様を織りなしている農村景観で有名となった地域もあります。

しかし、本来の目的は見た目の美しさにあるのではなく、畑の土づくりにあるのです。ヒマワリやマリーゴールド、赤クローバやシロカラシ、そして綺麗な花は咲かせませんがエン麦といったこれらの植物は、「緑肥」と呼ばれます。

これらの植物を植えることにより、畑を休ませると同時に、ある程度まで生育した時点（種を付ける前）で畑にすき込むと、生長した植物それ自体が、堆肥のように畑に還元されて、その土地の肥料となるのです。また、雑草の生育を抑えたり、センチュウと呼ばれる、作物に寄生して被害をもたらす土の中の微生物を減らしたりする効果のある緑肥植物もあります。

緑肥の働き

緑肥は栽培される期間により、休閑緑肥、後作緑肥、前作緑肥などと区別されます。休閑緑肥とは、その年は全く収益作物を作らずに、畑に緑肥だけを植えて畑を休める場合で、春先から緑肥を育てます。これに対し、後作緑肥では、収益作物を収穫した後に、畑の雑草対策と土づくりを兼ねて植えられます。前作緑肥とは、作物の植え付け時期が遅い場合、それまで何も植えずにいると雑草が生えてきてしまうため、雑草対策を主目的として植えるものです。

綺麗な花を咲かせる緑肥植物が、大面積で咲いているのを見かけるようになったのは比較的最近ですが、エン麦などの緑肥植物はずっと以前から作られています。緑肥は畑に有機物を供給し、地力を向上させることが第一の目的ですが、景観を良くする目的で作られるケースも増えてきています。

ヘアリーベッチと呼ばれる緑肥植物では、アレロパシー作用（根から分泌される特定の生物の生育を制御する微量物質）により雑草の生育を抑制します。クローバなどのマメ科の緑肥植物では、根粒菌の働きにより空気中の窒素を固定するため、土の中に窒素成分を付加してくれます。ヒマワリやとうもろこしなどの緑肥植物では、作物のリン酸吸収を促進させる菌根菌という土壌微生物を増やしてくれます。マリーゴールドやヘイオーツ（野生エン麦種）などの緑肥植物では、センチュウと呼ばれる、作物に寄生して被害をもたらす土の中の微生物を減らす効果があります。

後作緑肥としてのマリーゴールドを例に、その畑の作付け体系を見てみましょう。生育の早い野菜の場合、年に何回も作付けすることもありますが、同じ野菜を作り続けていると、土の中にはその野菜に感染するセンチュウと呼ばれる微生物が増殖したりしてきます。その対策として、野菜の収穫後にセンチュウに抵抗性のあるマリーゴールドの種を播き、秋まで育てます。マリーゴールドの花が咲いたら、２週間くらいで畑にすき込む作業をします。畑にすき込まれたマリーゴールドは、土の中で微生物によって分解され、土づくりのための肥料となるのです。

このように、様々な効果を持った緑肥植物を、作付け体系の中に組み込むことにより、化学肥料や農薬だけに頼らなくてもよい、健全な土づくりが可能となり、健康な野菜を私たちの食卓に届けてくれるのです。景観作物として見た目にも綺麗な緑肥植物には、このような目に見えない力が秘められているのです。

有機野菜ってどんな野菜？

みなさんは有機野菜と聞くと、どのようなイメージを思い浮かべますか？「おいしい」「健康に良い」「安心できる」「環境に優しい」など様々なイメージがあると思います。これらのどれもが当てはまります。

しかし、有機野菜とは、いったいどのようにして栽培されたものなのでしょうか。有機野菜であれば、どれでも同じ味、同じ品質、同じような安全性が保証されるのでしょうか。

有機JASマーク

有機野菜とは、一言で言えば「化学合成農薬や化学肥料を使わずに栽培された野菜」のことです。しかし、このような定義だけでは、様々な「有機野菜」が市場に出てきたために、農林水産省では「有機農産物及び特別栽培農産物に係る表示ガイドライン」を制定し、表示の適正化を図ってきました。

しかし、ガイドラインには強制力がなかったために、依然としてあいまいな表示が存在していました。そこで、有機農産物の生産の方法についての基準を定めることを目的に、「有機農産物の日本農林規格（有機ＪＡＳ規格）」が制定されました（２０００年制定、２００５年全面改正、２０１２年３月最終改正）。

これにより、有機ＪＡＳ規格に適合するものであるかどうかについて、第三者機関の検査を受けて認証されなければ、「有機栽培」とか「オーガニック」といった表示はできなくなり、合格したものについては「有機ＪＡＳマーク」が付けられることになりました。

有機農産物の基準

有機ＪＡＳの認証を受けた農産物では、種播きまたは植え付け前2年以上（多年生植物にあっては最初の収穫前3年以上）、禁止された農薬や化学肥料を使用していない田畑で栽培していること、栽培期間中も禁止された農薬・化学肥料を使用していないこと、遺伝子組み換え技術を使用していないこと、などが生産方法の基準として定められています。

このように、有機栽培の場合には、化学肥料が使えないために、魚かすやナタネかすなどの比較的分解の速い有機物や、これらを混ぜて発酵させた、肥効を穏やかにしたぼかし肥などを組み合わせることによって、野菜の生育に必要な栄養分を供給するよう工夫しているのです。

また、有機加工食品についても、化学的に合成された食品添加物や薬剤の使用は極力避けること、原材料は水と食塩を除いて95％以上が有機食品であること、遺伝子組み換え技術を使用していないこと、などの基準が定められています。

それでは、このような認証を受けた有機農産物や有機加工食品であれば、品質面においても、全てが一定の基準以上にあると考えて良いのでしょうか？

有機ＪＡＳの規格については、生産場面における基準となっています。そのため、必ずしも品質や味を保証しているものではありません。一般に、有機栽培は慣行栽培に比べ、気象条件や土壌条件の影響を受けやすいために、収量的には劣る場合が多く、品質面での変動も大きい傾向にあります。また、通常の農薬が使えないために病害虫による被害も受けやすく、収量面だけでなく品質面にも影響が及ぶ場合もあるのです。

有機栽培の安全性

安全性に関しても、有機野菜であれば有害物質に汚染される危険性はないかというと、必ずしもそうとは限りません。有機栽培の野菜では、化学合成農薬が使えないため、カビや細菌などの微生物により汚染される危険性はあります。一部のカビでは、毒素を生産するものもあります。

野菜ではありませんが、赤カビ病に罹っている小麦では、デオキシニバレノール（DONと略す）と言う人体に有害な毒素が検出されます。小麦の流通基準では、DON濃度が1・1ppmを超えるものは流通できません。このような基準に従って検査しているため、カビ毒に汚染された小麦が、私たちの口に入ることはありませんが、有機栽培だから安全であると単純に考えてしまうのはかえって危険かもしれません。

有機栽培であろうと慣行栽培であろうと、しっかりとした栽培管理がなされていなければ、品質の良いものは採れません。特に有機栽培では、雑草の管理、有機物による土づくり、害虫や病気に対する耕種的防除や作付け体系による管理など、生産者の努力は並大抵のものではありません。

このような努力があって初めて、おいしくて安全な有機野菜が生産され、生産者と消費者の間に信頼関係が生まれるのです。私たちが有機野菜を安心して食べられるのは、このような信頼関係があるからこそなのです。

有機農業の重要性

わが国における有機農産物の生産量は、農業生産全体の1％にも満たない量です。価格も一般的な野菜に比べてやや割高なため、特に健康に気を遣う消費者や、一部の富裕層向けの農産物と見られることもあります。しかし、有機農業は、安全で良質な農産物を消費者に提供することのみならず、環境への負荷の低減や自然循環機能の強化といった環境保全面や、生物多様性の保全にも寄与しています。このような観点からも、有機農業に対する取り組みの重要性は、今後ますます高まって行くものと思われます。

国連食料農業機関（ＦＡＯ）の報告書によると、「発展途上国における有機栽培体系は、生産性を従来の2倍から3倍に拡大できる」と述べられています。高価な農薬や化学肥料を使えない、飢餓に苦しむ国の人々にとっては、有機農業は食料生産の増大につながる面もあるのです。

ヨーロッパやアメリカにおける調査事例では、有機農業による収量は、従来の収量の80％程度は確保できるとの報告もあります。化学合成農薬や化学肥料に頼らない有機農業では、化石燃料への依存度も低く、地球温暖化を抑制するといった観点からも、地球規模での展開は重要な意味を持つものと考えられます。

遺伝子組換え作物

遺伝子組換え作物（ＧＭＯ：Genetically Modified Organisms）と聞くと、「安全性についてなんとなく心配」という方が多いのではないでしょうか。いったい、ＧＭＯにはどのような問題点や危険性があるのでしょうか。

ＧＭＯの問題点について考えるには、三つの側面から見ていく必要があります。１番目は、それを食べる人の健康面における安全性について。２番目には、それを栽培する場合の環境面における隔離性について。３番目には、それが食品に使われていることを知らしめる情報面における正確性についてです。

「ＧＭＯは安全なのか？」という疑問は、多くの人が持っていることと思います。現在のところ、日本で商業的に栽培されているＧＭＯはありませんが、輸入が認められている農産物は８作物あります。大豆（枝豆・大豆もやしを含む）、トウモロコシ、ジャガイモ、ナタネ、綿実、アルファルファ、テンサイおよびパパイヤの８種類です。

これらは加工食品として私たちの口に入ってくる可能性のあるものです。現在のところ、これらの作物およびその加工品に関しては、私たちの健康面における明確な危険性は認められていません。すなわち、科学的には今のところ、「安全性」に問題はないのです。

安全性と問題点

ここで問題になるのが、この科学的な「安全性」についてです。遺伝子組換え技術そのものについては、既に確立された科学技術で、いろいろな場面で応用されています。私たちが病院からもらってくる薬などにも、遺伝子組換え技術は使われております。しかし、これらは遺伝子組換え技術によって作られた微生物（植物ではない）が生産する特定の成分だけを精製して利用しています。遺伝子組換え微生物を日常生活の中に持ち込んだり、それを食べている訳ではありません。

遺伝子組換え植物が商業的に広く栽培されるようになったのは、アメリカの大手農薬化学会社が除草剤耐性の遺伝子を組み込んだ大豆を作ってからです。この大豆を使えば、農薬の散布回数を減らすことができ、大規模な農場で作物を栽培しているアメリカの農民にとってはメリットが大きいのです。現在、海外で商業栽培されているGMOは、人間の健康にとって有益な成分を含むものではなく、除草剤耐性を持つ遺伝子組換え大豆や、特定の害虫だけを殺す毒素を作り出す遺伝子を組込んだ遺伝子組換えとうもろこしなど、生産性の向上に結び付く特性を導入した作物です。

これらの作物は医薬品とは違って、組み換えられた遺伝子の入った作物そのものを食べたり、その遺伝子により作られた新たなタンパク質を含む加工品を食べたりする場合もあるのです。アメリカでは、大豆は油を絞る目的で栽培され、その搾りかすは家畜の餌としてしか使われていません。

世界で最初にＧＭＯの商業的栽培が開始されたのは、アメリカで遺伝子組換え大豆が登場した１９９６年からです。この20年間では問題がなかったからと言って、将来にわたってもアレルギー反応を起こしたり、体調に不調をきたすことがないと言い切れるのでしょうか。このような疑問が解消されない限り、安心はできないと思います。

現在、アメリカでは大豆、とうもろこし、ナタネ（キャノーラ）では９割以上がＧＭＯになっています。２０１７年のＧＭＯの商業栽培面積は、世界全体で約１億９千万haとなり、１９９６年の商業栽培が開始された当時から比べて、なんと１１２倍に増加しています。また、栽培国も24カ国となりました。

ここで、第2番目の問題点が出てきます。ＧＭＯが野外で栽培されると、自然界にある他の植物との交雑が心配されます。それまで自然界にはなかった薬剤耐性や害虫耐性の遺伝子が、ＧＭＯの花粉が飛び散ることで広まってしまうおそれがあります。

そのことにより、特定の生物を爆発的に増やしたり、あるいは逆に衰退させたりするような、予期せぬ事態が生じる可能性もあります。

日本ではGMOを試験栽培する際にも、その花粉が飛び散らないように隔離する距離が作物ごとに決められています。しかし、最近の研究では、昆虫などを媒介にして、より遠くまで花粉が伝搬していることが分かってきました。また、日本に輸入されてきた遺伝子組換えナタネが、輸送途中で路肩に落ち、自生していることも確認されています。ナタネは生命力が強く、他のアブラナ科の植物とも交雑しやすいため、生態系への影響が懸念されています。

日本における表示制度の問題点

それでは第3番目の問題点、情報面における正確性に関して、日本はどのような状況にあるのでしょうか。

遺伝子組換え食品に関しては、2001年4月より、JAS法および食品衛生法に基づき表示が義務付けされ、その後、随時改正されてきています。最新の基準(2015年4月改正)によると、輸入の認められている、大豆、とうもろこし、じゃがいも、ナタネ、綿実、アルファルファ、テンサイ、パパイヤの8作物が対象農産物とされています。また、これらを原材料とする加工食品群33品目、および高オレイン酸遺伝子組換え大豆とその加工品についても表示義務があります。

表示の仕方には、義務表示と任意表示があります。従来のものと組成などが同等のものについては、「遺伝子組換えのものを分別」および「遺伝子組換え不分別」の場合は義務表示となっています。一方、「遺伝子組換えでないものを分別」および「組換えられたDNAなどが検出不可」の場合は任意表示となっています。

さらに、高オレイン酸大豆や「高リシン・とうもろこし」のように、従来のものと組成などが著しく異なる場合にも義務表示となっています。

ここで問題となる分別生産流通管理とは、GMOと非GMOを農場から食品製造業者まで、生産、流通および加工の各段階で、相互に混入が起こらないように管理し、そのことが書類等によって証明されていることを言います。

例えば、米やゴマの加工食品について、「遺伝子組換えでない」といったような表示をしても良いのでしょうか。答えはNOです。表示義務対象品目以外の食品について、このような表示をすることは法律違反になります。これらの表示をしなければならない（義務表示）、または表示しても良い（任意表示）ものは、先にあげた8作物とその加工食品33品目に限られているのです。

このように対象食品に対して規定はされていますが、これらのＧＭＯを原材料とした加工食品であっても「遺伝子組換え」などの表示をしなくても良い場合があるのです。

表示しないでいいケース

一つ目は、食用油や醤油のように加工過程で精製されて、タンパク質が残存しない食品です。組換えられたＤＮＡおよびこれによって生じたタンパク質が、加工後に最新の検出技術によっても検出できない加工食品（大豆油、醤油、コーン油、異性化液糖等）と規定されているためです。遺伝子組換え大豆から作られたサラダオイルや醤油であっても、ＧＭＯが原料に使われているかどうかは任意表示となっているのが現状です。

二つ目は、いわゆる「5％ルール」と言われるものです。原材料の重量に占める割合が高い原材料の上位3位までのもので、かつ、原材料および添加物の重量に占める割合が5％以上であるもの、とされているためです。

つまり、加工食品の原材料として、ＧＭＯが仮に4％混入していても表示義務はなくなります。私たちは知らず知らずの間に、数％のＧＭＯが混じった加工食品を「遺伝子組換え不使用」食品と思い、食べている可能性があるのです。

ヨーロッパ（ＥＵ）ではＧＭＯを使用した場合には、どのような加工食品でも表示が義務づけられており、「意図せざる混入率」は０・９％までとされています。この基準は家畜の飼料にまで適用されています。お隣りの国、韓国では、すべての原材料に対して、「意図せざる混入率」は３％までとされています。

ＧＭＯを多く栽培している国においては、一般の作物（非ＧＭＯ）とＧＭＯは、収穫、調製、流通の過程で完全に分別するのは難しいかも知れません。収穫や調製に使用する機械が同じであれば、意図せずにＧＭＯがわずかに混入する場合もあります。しかし、ＧＭＯの商業栽培をしていない日本において、ＧＭＯの混入率が５％までは表示しなくても良いというのはいかがなものでしょうか。せめて、ＥＵ並みの基準にしてほしいものです。

サラダオイルなどでは、組換えられたＤＮＡや、それによって生じたタンパク質が食品中にはないため、科学的な「安全性」は高いと言えるでしょう。しかし、原材料にＧＭＯが使われているかどうかを表示しなくとも良いのでしょうか。５％未満ではあってもＧＭＯが混入しているかも知れない加工食品を、「遺伝子組換えでない」と表示して良いのでしょうか。日本における情報面の正確性には、まだまだ疑問符が付きます。

安心して「遺伝子組換え不使用」の食品を食べたいのであれば、やはりＧＭＯの商業栽培が行われていないわが国において生産された、国産の農産物およびそれを原材料とした加工食品を選択するのが確実ということになります。

新たな遺伝子組換え技術

みなさんは、「ゲノム編集」という言葉を聞いたことがあるでしょうか。これまでの遺伝子組換え技術が、よそから遺伝子を導入する技術であったのに対し、この「ゲノム編集」技術では、本来ある遺伝子を取り除いたり、働かなくなるように操作したりする技術です。

確かに、植物に微生物や他作物の遺伝子を導入するような場合に比べると、植物本来の遺伝子しか操作していないため、予期せぬ有害物質が作られる危険性は低いと言えるのかも知れません。

外部からの遺伝子導入がなく、自然界で起こる突然変異と区別がつかないことから、「ゲノム編集」をしたものなのか、していないものなのかはなかなか区別がつきません。そのため、現在の国の方針では、新たな遺伝子を組込まないものに関しては、安全性審査は必要なく、自主的な届け出だけで良いこととされています。

血圧上昇を抑制するトマト、収穫量の多い稲、成長の早い家畜や魚など、様々な食品分野で、この技術は実用化の段階に入っています。このような食品が世の中に出回ってきた時、「情報」という判断材料がないと、消費者には選択のしようがありません。少なくとも、どのような生産履歴の食品が、私たちの手の中にあるのかは確かめられるようにしてほしいものです。

ドイツなどＥＵ諸国では、想定外の有害因子が出るかもしれないというリスクを懸念して、「ゲノム編集は遺伝子組換えと同等」として規制する方針を打ち出しています。消費者が食べ物を選択する際の判断基準となる、正確な情報の開示が求められるところです。

気になる残留農薬

食品の衛生管理に関する技術は、半世紀前に比べると格段に進歩しているにもかかわらず、近年では、Ｏ‐１５７（病原性大腸菌）やＢＳＥ（牛海綿状脳症）、鳥インフルエンザの発生など、食の安全性に対する不安は高まっています。さらに、私たちが日常的に口にすることの多い加工食品には、数多くの食品添加物が使われていたり、農産物の生産段階においては、新たな化学合成農薬が登場するなど、食を取り巻く環境は半世紀前とは大きく変化しています。

輸入農産物に関しては、国内では使用が認められていない農薬が、高濃度で残留していることが分かり、大きな問題となったこともあります。カロリーベースで食料の60％以上を輸入に頼っている日本では、輸入農産物の安全性確保は、私たちの健康に直接的に関わる重要な問題です。

ポジティブリスト制度

このような状況を受け、食品衛生法による残留農薬の基準が改訂され、「ポジティブリスト制度」が導入されました（２００６年5月）。この制度は、全ての農薬、動物用医薬品、飼料添加物について基準が設けられ、一定の量を超えて残留する食品の販売などを原則禁止するものです。

それまでの規制では、残留基準が定められているものは２８３の農薬などだけであり、残留基準が設定されていない農薬が検出されても、その食品の流通を禁止できませんでした。このため、日本国内に基準値のない農薬が、輸入農産物に残留していても、販売禁止にはできなかったのです。

これに対し、この「ポジティブリスト制度」では、約８００種の農薬などに残留基準が設定され、残留基準が定められていないものについても、０・０１㎙を超えて残留する食品に関しては、販売などを禁止するといった一律の基準が設けられました。ただし、人の健康を損なうおそれのないことが明らかなもの（ビタミンやミネラルなど65物質）については、規制の対象外とされています。この制度の導入により、野菜などの生鮮食品や、加工食品を含む全ての食品を対象に、規制の網が拡大されました。

それでは、食品中の残留農薬基準が強化されたことで、農薬による健康被害に対する安全性は確保されたことになるのでしょうか。一般的に農薬は、食品とともに口から摂取するよりも、肺から吸入した方が毒性が強く出やすい傾向にあります。それにもかかわらず、空気中に飛散した農薬に対しては十分な対策が取られておらず、空気中の農薬濃度に対する基準値などはありません。

環境省では、農薬飛散による健康被害を防止するためのマニュアルを作成し、住宅地等における農薬使用についての遵守事項を定めました（２０１３年）。しかし、それ以降も新たな問題は発生しています。

懸念される影響

最近では、ハチの大量死が世界各地で問題となり、農村地帯では秋の風物詩であった赤とんぼが激減しています。この原因の一つと言われているのが、ネオニコチノイド系の農薬です。現在、世界で一番使われていると言われ、タバコに含まれるニコチンと似た成分をベースとする、新しい殺虫剤です。この成分の影響は、人にも及ぶことが報告されており、神経発達障害との関連などが問題となっております。

除草剤に関しては、世界中で広く使われているグリホサートには、動物実験の結果、発がん性が認められています。どんな植物でも枯らしてしまう本除草剤に耐性を持つ遺伝子組換え種子が、米国をはじめ広く使われていることは、承知のところです。本除草剤は顕著な効果を発揮しますが、長年使い続けると耐性を持った雑草が出現し、さらに多くの除草剤を使わないと、効果が見られなくなってしまいます。

ヨーロッパをはじめとする海外では、これらネオニコチノイド系の農薬やグリホサート除草剤の使用を禁止するなど、規制強化の動きが見られます。しかし日本では、残留基準を緩和したり、適用範囲を拡大するなど、むしろ使用量が増える方向に向かっています。

従来から使用されていた有機リン系の農薬についても、急性中毒症状だけではなく、免疫力や思考力の低下を招く慢性毒性もあることが報告されています。微量の農薬を継続的に吸入することによる影響は、大人よりも子供、特に乳幼児で大きいと言われています。

農作業に従事している人のみならず、農地と隣接した住宅地の住民や、公園で散布された農薬を吸い込む危険性のある子供たちについても、その影響が懸念されます。早急な環境対策の策定が望まれるところです。

安全性の確保に向けて

最近よく、「食の安全・安心」といった言葉を耳にしますが、「安全であること」と「安心できること」は同じではありません。

科学的に「安全」であるということは、リスクがゼロか極めて小さいことを言います。食品の場合には、完全なるゼロリスク（絶対安全）といったものはありませんが、それを科学的に評価し、そのリスクを低減することは可能です。ある程度のリスクがある場合でも、社会的または経験的に許容される範囲内であれば、安心感は保持されます。

例えば、年間5万人を上回る肺ガンによる死亡者のうち、6割以上がタバコと関係していると言われます。このように、タバコはリスクが高いにもかかわらず、社会的には一定程度受け入れられてきました。

一方、食中毒の患者数は年間3万人前後であり、食品自体が原因で死者が出ることは滅多にありません。通常の食品であれば、健康に及ぼすリスクは小さいと言えますが、それでもやはり消費者は、より安全性の高いものを選択することにより、日常的な食生活に「安心」を求めます。

健康に悪影響をもたらす可能性のある、食品に含まれる生物学的、化学的または物理的な物質、あるいは食品の置かれた状態を、食品安全にかかる「ハザード（危害）」と言います。食品の「リスク分析」とは、このハザードを評価し（リスク評価）、その発生を防止するための適切な管理を行い（リスク管理）、その情報を全ての関係者に公開し意見交換すること（リスクコミュニケーション）により、リスクの発生を防止しようとする考え方です。

リスクへの取り組み

食の安全に対しては、世界的にもリスク分析といった考え方が主流となっています。

わが国においては、２００３年に「食品安全委員会」が内閣府に設置され、食のリスク評価が行われてきました。食品を摂取することによって、有害と考えられる要因（食中毒細菌、化学物質など）が、健康にどの程度の影響を及ぼすのかを、科学的知見に基づき客観的に評価します。

また、リスク評価の内容や関連する情報を関係者に伝え、リスクの評価者と管理者、消費者や食品関連事業者、さらには研究者を含めた意見交換（リスクコミュニケーション）を実施します。重大な食品事故が発生した場合には、リスク管理部局と一体となって対応し、国民への情報提供を行うこととなっています。

このような食品のリスク管理に関する取り組みが、着実に実施されることにより、食に関わる事故を未然に防ぎ、リスクを最小限にすることが可能となるでしょう。食の安全に対する取り組みとしては、生産現場のみならず、加工や流通、消費までのあらゆる段階において、リスクを低減する努力が重要と考えられます。

産地表示と生産履歴

食品の生産地から食卓に届くまでの距離を、「フード・マイレージ」と呼びます。近くで生産された野菜を食べる方が、輸送に伴う環境負荷は少なくなります。特にキャベツやだいこんのような重量野菜では、その傾向はより顕著になります。

米国では国民1人当たり約500t・kmと試算されていますが、輸入に頼っている日本では約4千t・kmとなります。他の国に比べて、莫大な環境負荷をかけているものと考えられます。地元で採れた新鮮な野菜をその地域で消費する、「地産地消」という考え方は、環境負荷を削減する上でも大切なことです。

食の安全を担うトレーサビリティ

街中のスーパーマーケットに行けば、いつでも新鮮な野菜が並んでおり、表示を見なければ、どこの国のどこの産地で、どのように栽培されたものなのか区別はつきません。しかし最近では、生産地や栽培方法（有機栽培や特別栽培）の表示のみならず、生産者の氏名、肥料や農薬の使用量、栽培管理状況までもが分かるような仕組み、いわゆるトレーサビリティが導入されているところもあります。

トレーサビリティとは、野菜などの農産物が、いつ、どこで、誰によって、どのように生産されたのかを知ることができる生産履歴を作成し、生産、加工、流通、販売の各段階で、その情報を追跡できるシステムのことです。

これにより、食品の安全性に関しても、予期せぬ問題が発生した場合には、その発生源を特定したり、問題のある食品の追跡や回収が容易になります。また、その食品の生産地から消費者の手に渡るまでの過程を明らかにすることにより、消費者の信頼を確保することにつながります。大手生協やスーパーマーケットでは、独自の基準や制度を設定しているところもあり、店頭での表示だけでなく、バーコードやインターネットなどを活用した生産履歴の管理や公表が行われています。

ＨＡＣＣＰによる衛生管理

世界的な食品規格に関しては、世界保険機構（ＷＨＯ）と国連食糧農業機関（ＦＡＯ）によって設置されているコーデックス委員会（ＣＯＤＥＸ）が、消費者の保護と食品の公正な貿易の保護を目的に、様々な国際規格を制定しています。

食品製造場面における、「ハサップ」もその一つです。ＨＡＣＣＰ（Hazard

Analysis and Critical Control Point）とは、食品等事業者自らが食中毒菌汚染や異物混入など、疾病や傷害を起こす可能性がある危害要因を把握（Hazard Analysis）した上で、原材料の入荷から製品の出荷に至る全工程の中で、それらの危害要因を除去または低減させるために特に重要な工程（Critical control point）を管理し、食品の安全性を確保しようする衛生管理の手法です。

日本国内においては、ＪＡＳ（日本農林規格）法では、全ての生鮮食品を対象として、その名称と原産地の表示を義務付けています。また、食品衛生法では、原則として全ての食品等事業者に、ＨＡＣＣＰに沿った衛生管理に取り組むことが、盛り込まれています（２０１６年6月一部改正）。

「食の安全性」に関しては、食品を摂取することにより健康に悪影響を及ぼす可能性、つまりリスクを科学的に評価し、そのリスクをできる限り低減することによって保たれます。しかし、「食の安心」に関しては、個人の置かれた状況や経験によっても異なり、過剰な「安心」志向には莫大な無駄が発生することもあります。

「安心」できるかどうかについては、必ずしも科学的な判断基準はなく、消費者に対して顔の見える正しい情報を発信し、消費者と生産者（または販売者）の信頼関係が築かれることによって得られるものです。食品の安全性を確認し、安心感を得るための手段の一つとして、正確な食品表示と生産履歴の可視化は、重要な役割を果たすものと思われます。

消費期限と食品ロス

ＪＡＳ法と食品衛生法で義務付けられている表示に、「消費期限」と「賞味期限」があります。似たような言葉なのでちょっと紛らわしいのですが、対象とする食品が少し異なります。

消費期限は、総菜などの日持ちのしない食品（製造日を含めて概ね５日以内）に用いられ、一定の条件下で保存して安全に食べられる期限を言います。一方の賞味期限は、加工食品に用いられ、おいしく食べることのできる期限を言います。

これらはいずれも、厚生労働省と農林水産省が２００５年に定めた「食品期限表示の設定のためのガイドライン」に従って、各企業が独自に定めています。理化学試験（物性やpHなどの測定）や微生物試験（細菌数測定）による客観的な指標と、官能検査（人間の視覚・味覚・嗅覚などによる評価）などにより、安全でおいしく食べられる可食期間を求め、これに一定の「安全係数」をかけて設定されます。

過剰な安心と引き換えの食品ロス

一般的には、細菌数が増えて腐敗するよりも先に風味が低下するため、「おいしく食べられる期間」に60～80％の安全係数をかけて設定する場合が多いようです。このため、消費期限や賞味期限を過ぎたからといって、すぐに食べられなくなるわけではありませんが、スーパーマーケットやコンビニエンスストアなどでは、「販売期限」を定めて早めに店頭から撤去しています。

消費者の心理としては、「少しでも新しいもの、日持ちの良いものを買いたい」という気持ちもありますが、社会全体における過度の鮮度志向には、「食品ロス」といった問題点があります。家庭から出る食品廃棄物の中には、「古くなったから」との理由で捨てられているものや、賞味期限をわずかに過ぎただけのものも数多くあるようです。消費期限や賞味期限は、安心して「おいしく食べられる期間」であって、「食品の寿命」ではありません。

本来食べられるのに捨てられている「食品ロス」の量は、年間643万ｔにもなっています（2016年農林水産省推計値）。食品ロスは大きくは、事業活動に伴って発生する「事業系食品ロス」と、各家庭から発生する「家庭系食品ロス」に分けられます。年間６４３万ｔのうち、事業系食品ロスは３５２万ｔ、家庭系食品ロスは２９１万ｔと推計されています。

これら「食品ロス」の量を、日本人の１人当たりに換算すると、１年間で約51kgとなります。これは日本人１人が、毎日お茶碗１杯分のご飯を捨てているのと同じ量になります。

現在、世界で８億人以上の人々が栄養失調状態にあり、年間約１５００万人が餓死していると言われる中で、豊かな食生活を送っているのは先進国に住んでいるわずか８％の人々だけです。

世界には栄養失調に苦しむ子供たちがたくさんいる中で、供給熱量の６割以上を海外に頼っている日本において、全国民のお茶碗１杯分のご飯が、毎日無駄になっているのです。このような現状を放置したままで、過剰な「安心」を求めていてもいいのでしょうか。

第２章

野菜ソムリエ

野菜ソムリエとは

一般に「ソムリエ」とは、レストランなどで客の好みに応じて、ワインを選ぶ際の手助けなどをする専門職のことを指します。フランスやイタリアでは、国が認定する国家資格となっていますが、日本では日本ソムリエ協会や全日本ソムリエ連盟が認定する民間の資格となっています。

一方、「野菜ソムリエ」とは、日本野菜ソムリエ協会が認定する、世界で唯一の資格に対する名称です。「野菜や果物の知識を持ち、その魅力や感動を周囲に伝えられる人」を養成しています。単に、野菜に対する詳しい知識を有しているだけではなく、生活者の視点と「共感力」を持つことを大切にしています。

野菜ソムリエは、自分自身が知識を得るだけでなく、それを「伝えること」を役割としています。それには大きな理由があります。青果店での対面販売の減少や、大型スーパーマーケットのセルフ販売の増加により、生活者のもとに野菜・果物の情報が届きにくくなってきています。分断された情報のギャップを埋め、野菜・果物の魅力を伝えることが、野菜ソムリエの役割として求められます。

野菜や果物が好きで興味を持つことが、「生産者と生活者をつなげる架け橋」となるといった社会的な使命につながります。野菜のことを良く知っている「野菜博士」のイメージから、「社会で活躍する人材」といったイメージに変わりつつあります。

現在、野菜ソムリエ誕生から20年近くが経ち、資格取得者は約６万人に達しています（２０２０年3月現在）。資格取得者は、生産者、流通・小売関係者、会社員、主婦や学生と様々です。資格取得の目的も、仕事に役立てたい人と、生活者として楽しみたい人の両方がおりますが、どちらも理想の自分に一歩近づくための機会となっているようです。

日本野菜ソムリエ協会誕生の道のり

その歴史は、21世紀の幕開けとなった２００1年に遡ります。野菜ソムリエの資格認定機関として、「日本ベジタブル＆フルーツマイスター協会」（現・日本野菜ソムリエ協会）が設立されました。当時、農業人口の減少をはじめ、食品偽装事件や生活習慣病の増加など、生活者の食と健康に関わるニュースが、社会を賑わせていました。

こうした社会問題を解決するためには、「生活者自らが食べ物の価値を見極められるようになり、楽しみながら毎日の生活に、野菜や果物を取り入れることができるようになることが重要ではないか」と考えた人物がいました。

この考えを実行に移し、日本野菜ソムリエ協会を設立したのは、総合商社の元商社マンです。当時、食品の輸出入を担当していたこの人物は、1996年に有機農産物を扱うチームを社内に立ち上げました。すると、興味を持った流通業者や小売店から、「話を聞きたい」という要望が増え、スーパーマーケットの青果部門や企業研修などへ出かけては、レクチャーを行うようになりました。

そこで彼が気づいたのが、現場の青果担当者は驚くほど野菜のことを知らないという事実でした。トマトの栽培方法、季節ごとの産地や相場については、非常に詳しいのですが、トマトにはどんな栄養があって、どう調理すればおいしいのか、どのように保存すればよいのかなどを知らなかったのです。主婦などの生活者が、実際に知りたい情報についての知識がなかったのです。

彼は作り手から買い手へと野菜が届けられる過程で、情報の伝達が一切行われていないことに気づきました。「生産者」→「流通業者」→「消費者」という、縦割りの仕組みの中では、「情報」も分断され、全く伝わっていなかったのです。

生産者がいくら丹精込めて、素晴らしい野菜や果物を生産しても、「情報」のおいてけぼりが、将来、農業という産業を衰退させてしまうかもしれないと、焦燥感を覚えました。

農業を次世代に継承させるためには、畑から食卓までをマネージメントできる人材が必要です。それならば、そのための育成機関を自分で作るしかないと考え、いきなり商社を退職し、「日本ベジタブル＆フルーツマイスター協会」を立ち上げたのです。

まずは、理想の野菜ソムリエ像を決めて、養成カリキュラムを作りました。青果物業界が持つ情報に加え、調理や栄養に関する知識、コミュニケーション力、これら全てが備わって、初めて理想の形になります。そのためには、農業生産の知識、スーパーマーケットのバイヤーの知識、料理家の知識、これら各分野の知識を持ち合わせることが必要となります。

食品には、「商品」と「食べ物」という二つの側面があります。商品として流通業者や小売店が知っている情報、食べ物として生活者が求めるおいしさ、調理法、栄養価などの情報、それぞれの間に存在する情報のギャップ、これを埋めることが野菜ソムリエの役割の一つとしたのです。

受講生はどんな人？

発足当初、受講生は食品流通に携わる人が多いと想定していましたが、いざ開講してみると、受講生の９割は家庭の主婦やＯＬといった女性でした。その後、農業者や流通関係者、料理人、アナウンサー、教師、会社員など様々な職業の方が受講し、最近は食品に関係する男性の受講者が増えています。

累計の受講者数は６万５千名ほどで、資格取得者としては、野菜ソムリエが５万８１３２名、野菜ソムリエプロが３０４２名、野菜ソムリエ上級プロが１４５名（２０１９年12月末現在）となっています。内訳としては、女性が８割、男性が２割ですが、近年は男性が増加傾向にあります。

受講者の年代としては、10代１％、20代27％、30代40％、40代19％、50代10％、60代３％となっています。受講者の職業は、会社員（「食」以外）33％、「食」関連事業関係者19％、専業主婦14％、学生・非正規雇用者10％、農家３％、その他21％となっています。

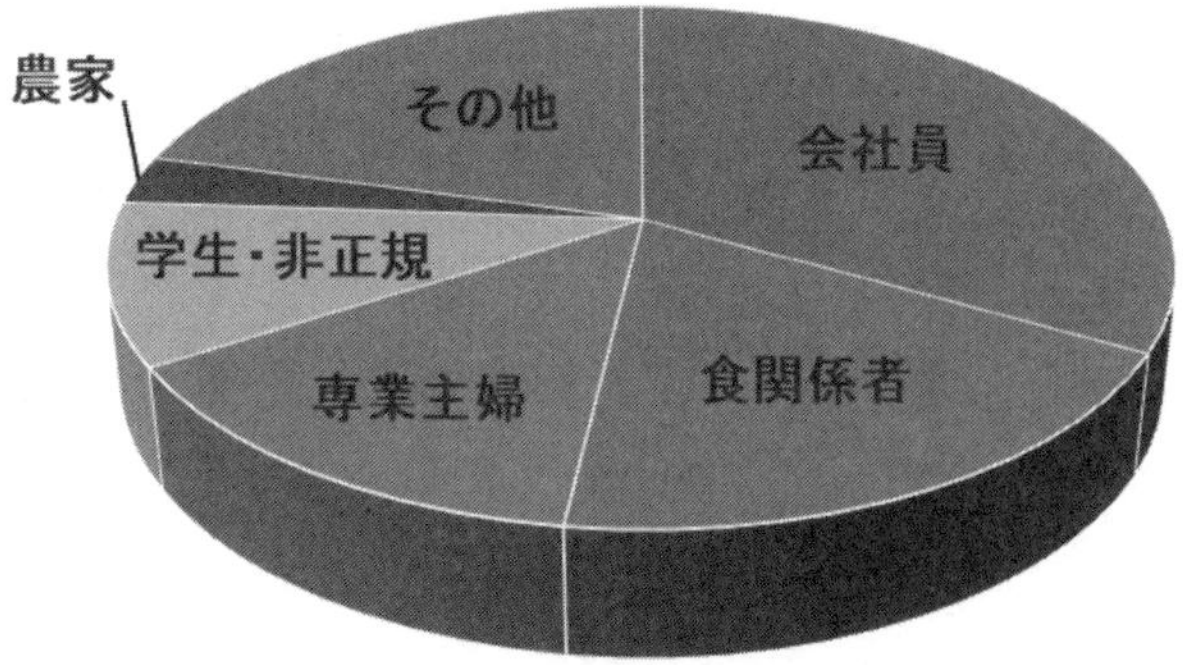

受講者の職業別割合

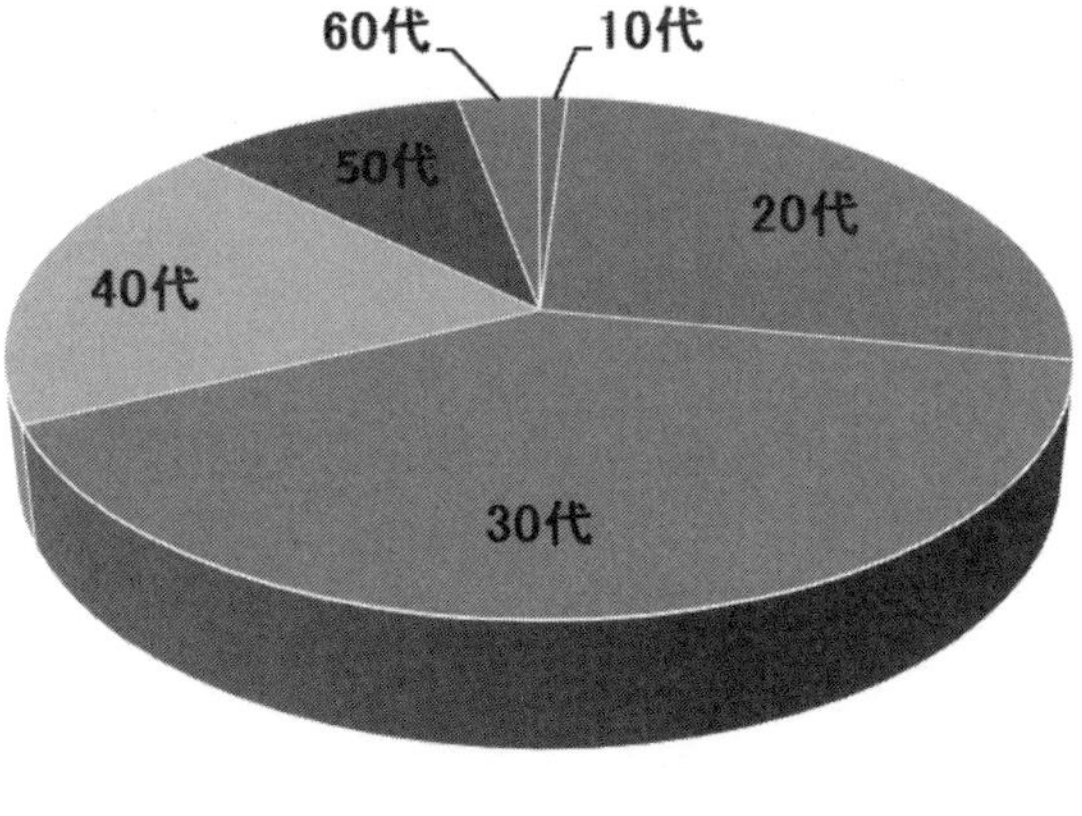

受講者の年代別割合

養成講座のしくみ

野菜ソムリエの資格には、現在、次の3段階があります。

- 野菜ソムリエ
- 野菜ソムリエプロ
- 野菜ソムリエ上級プロ

正装であるスタイルは、黒のエプロンにスカーフ、バッジを身につけます。スカーフの色で赤・緑・紫と3段階の資格を表しています。

養成講座には、通学制と通信制の2通りがあります。各種団体・企業に対する研修を目的とした団体受講も増えています。

資格の取得は、講座を修了し、野菜ごとの特性や保存法、食べ方、魅力などをカルテにまとめる課題「ベジフルカルテ」を提出し、修了試験を受けなければなりません。試験はマークシート方式で行い、基準を満たして合格したら資格を取得できます。野菜ソムリエの合格基準点は500点中350点、合格率は約85%です。上級資格になるほど難易度は上がり、野菜ソムリエプロの合格率は約30%、野菜ソムリエ上級プロではさらに難しくなります。

野菜ソムリエプロの試験には、筆記試験の他に口頭試験（プレゼンテーション・面談）があります。自分が身につけた知識をわかりやすく人に伝える事が求められます。野菜ソムリエ上級プロは、自身の事業計画書をまとめ、専門知識をビジネスに取り込んでいく力を身につけ、社会のために役立つインフラになることを目指します。

養成講座の内容

「野菜ソムリエ」と「野菜ソムリエプロ」の二つのコースがあります。自身の目的に合わせて、コースが選択できます。他に、野菜ソムリエ上級プロコースもあります。

●野菜ソムリエコース

野菜や果物の基礎知識と伝え方のノウハウを身につけ、生活力の向上や職場でのスキルアップにつなげていくことを目指しています。

- ベジフルコミュニケーション

野菜・果物の魅力や情報を伝えるコミュニケーション力を身につけます。野菜ソムリエの役割を理解し自分の言葉でおいしさや感動を表現し、伝える力を養います。

・ベジフル入門

野菜・果物の生産から流通までの知識や良品の見分け方、保存方法、特徴などの基礎知識を習得します。品種による違いを知り、切り方や加熱法などの調理法の違いによる食べ比べを行います。

・ベジフルサイエンス

栄養・健康の観点から、野菜・果物に多い栄養素の体への働きとその効果、効率的に摂り入れる方法を学びます。食生活の変遷や生活習慣病の現状を把握し、氾濫する健康情報から正しい情報を選択する方法についても触れます。

・ベジフルクッカリー

野菜・果物の基本の調理方法や、品種の特徴を活かしたレシピの作り方を学びます。野菜料理のレパートリーを増やし、食生活を豊かにすることを目指します。

●野菜ソムリエプロコース

野菜や果物の知識を身につけ、社会にその価値を伝えるスペシャリストを目指すコースです。関連分野での活躍を目指す人、専門家のキャリアを活かし更なる発展を目指す人、野菜ソムリエを職業としての新たな活躍を目指す人が挑戦するコースです。

- ブランディング／マーケティング

　購買行動を理論的に理解し、野菜や果物、加工品の販売促進に従事する際のブランディング、販売計画を立案する手法を学びます。

- セルフプロデュース

　社会のニーズを捉え、自分の強みを活かす手法と、企画書の基本的な書き方や実践的なプレゼンテーションを学びます。

- 流通

　価格形成の仕組みや特徴を知り、野菜・果物の流通について考察します。食品表示や食の安全について理解を深めます。

- 生産

　種苗・肥料・農薬をはじめ、土地利用や栽培方法など、農業生産現場に欠かせない要素について学びます。

- 鮮度管理と目利き

　野菜・果物の特徴を知り、鮮度管理（鮮度保持・輸送管理など）や良品の見分け方を学びます。

・調理と栄養

野菜・果物を「効率的に食べる」「安全に食べる」という視点から、栄養摂取や衛生管理についての情報を整理し、賢い摂取方法を身につけます。

・日本の農業の現状とストーリー

日本の農業の現状を知り、国際社会における農業交渉などの時事問題に触れ、職業人の「野菜ソムリエ」として、日本の農業が抱える課題を考察していきます。

修了生に対するサポート

●野菜ソムリエコミュニティ

修了生が中心となって活動しているサークルです。スキルアップのための勉強会、産地ツアーの実施、地域イベントへの参加など、それぞれの地域の特徴を活かした活動をしています。

また、各地の特産野菜のPR活動に関わったり、生産者の販売のお手伝いをしたりします。会員の個人が持つ特殊なスキルや知識をセミナーで共有したり、懇親会などを通して情報交換をしています。

- 野菜ソムリエアワード

「野菜ソムリエ」を社会のインフラにすることを目指して活動する資格者たちが、一堂に会して、価値ある活動をした野菜ソムリエを選出するコンペティションです。「ベストオブ野菜ソムリエ」を選出し、表彰を行います。

- 野菜ソムリエカンパニー

野菜ソムリエを職業として活躍したい人向けの「野菜ソムリエ・プロダクション」です。各分野における野菜ソムリエの活動を応援するとともに、企業や団体などとのマッチングを行っています。

野菜ソムリエの活躍場面

社会の中で活躍する野菜ソムリエは、年々多様化しています。川上から川下、生産から流通、加工、販売、プロモーションと、様々な場所で知識とスキルを活かして働いています。その具体的な活動事例をみてみましょう。

●生産者の野菜販売をサポート

陳列の仕方や、ＰＯＰの書き方などの助言、食べ方の提案、コミュニケーションの取り方などをアドバイスします。また、マルシェ（市場）などで生産者の代わりに立ち、農産物の対面販売を担います。

●農産物のブランド化、生産者のブランディングをサポート

農園「らしさ」やその「強み」を引き出し、生活者の価値となる魅力を発信します。農園のファンづくり、経営の持続性を重視し、マーケティングをサポートします。販路拡大のために、販売先の需要とのマッチング、企業との連携を提案します。

●生産者の６次産業化をサポート

自家生産の農産物を使用した商品開発に際して、アイデアの具現化、加工の内容や形態をいっしょに考えて製品を作り、パッケージデザインや販路のマッチングも行います。自ら経営するファームレストラン、体験農園、ファームインのサービスやメニューを考案したり、プロモーションをお手伝いします。

● 企業や飲食店のレシピ・メニューを開発

食品メーカーの新商品の開発メンバーに加わり、アイデアの提案や消費者視点の意見を述べます。企業や飲食店が実施する料理教室の講師も行います。

● 仲卸業や小売業を営み、顧客との共感力を強化する

青果物流通に携わりながら、消費者が求める品種や量、商品形態などを野菜ソムリエの知識を活かして提案し、実践します。消費者に寄り添うサービスと、食べ方の提案を行います。

● 道の駅での野菜販売のサポート、アドバイス

商品の見せ方、「ビジュアルマーチャンダイジング」についてアドバイスします。取り扱う品種の提案や、売り場の「わくわく感」の創出・提案を行います。

● 料理人としてレシピ開発や経営に活用

品種に関する知識などを、自身のレシピ制作に役立てます。飲食店を差別化する

上での強みとし、「野菜ソムリエの店」を掲げる人や、カフェ開業などの準備に役立てる人もいます。

- 各種セミナーの講師やマスコミへの出演と執筆

各種セミナーで講師を務めたり、テレビの情報番組で料理コーナーを担当し、野菜の機能性、旬、その特徴を活かしたレシピなどを紹介します。新聞・雑誌・機内誌などでコラムやエッセイを執筆する際には、産地を訪れ、生産者を紙面で紹介し、応援します。

- 「農&食」イベントに出演

「農&食」イベントでの企画をプランニング、イベントでの食メニューの開発を行い、プロデュースします。イベント内で「野菜教室」を実施したり、「食育コーナー」などを担当します。食ブースでの飲食の提供やプロモーションを手伝います。

個人としての活動

●ベジフルフラワー活動

野菜を使ってブーケを作る「ベジフルフラワー」は、野菜ソムリエ協会が講座を開き、指導者を育成しています。取得後には各地域で、地域の野菜を使ってブーケを作る教室を開催できます。ミニサイズのじゃがいもなど規格外の野菜も、ブーケの花材となります。JA主催の研修会で講師となり、生産者が栽培した野菜を使ってブーケを制作する教室を開催し、野菜の売り方、見た目のこだわりなども伝えます。

野菜のブーケは、誕生日や結婚式、お祭りなどのイベントなどで使われます。口コミやSNSで、野菜ブーケを送ってほしいという依頼も全国からあります。ギフトには、「こういう人に」「こんな色で」「この野菜を使って」とお花屋さんのようにカスタマイズしたリクエストにも応えています。

野菜ブーケは、飾るだけではなく、料理して食べてもらうことを目的としているので、ブーケにレシピも付けています。新たな食材との出合いや、新たな調理法の発見といった楽しみもあります。

●商品開発

生産者が栽培した農産物を使用して商品を開発する、「6次産業化」のサポートをしています。商品を販売する場所、顧客のイメージに合わせて、どんな商品を作るかを考え、提案します。生産者とアイデアを出し合い、バイヤーや料理人などのプロの意見を聞きながら商品を形作っていきます。たくさんの人に好まれる商品でなくとも、限られた人たちに熱狂的に愛される商品を作り、ファンを増やすことを目指します。

製品ができたら、デザイナーへとつなぎ、商品のパッケージも作ります。完成したあとは、販路の紹介をしたり、販促のキャンペーンを行ったりします。生産者が6次産業化をすることで、商売をするためのマーケティングの感性を身につけます。

商談会や対面販売などで、バイヤーや生活者の声を直接聴く機会が増え、その情報を畑へフィードバックし、好みに合わせた品種を選ぶなど生産にも変化が現れます。顔の見える関係ができ、やりがいにつながります。そのプロセスをサポートし、いっしょに成長していく喜びがあります。

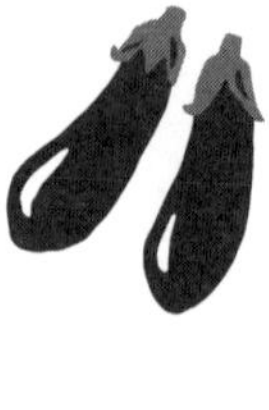

流通関係における活動

●小売業

青果卸や小売り、スーパーなどには、野菜ソムリエの有資格者がたくさんいます。八百屋の店主では、野菜ソムリエになったことで、それまでの安売りを止めた方がいます。農産物の背景にある生産者のストーリーや食べ方など、付加価値を伝える売り方に変えたのです。店頭のＰＯＰの書き方についても、お客様に読んでもらえ、楽しみにしてもらえる情報にしました。

店頭の陳列は、「だいこん」「キャベツ」といった品目ごとの並べ方を見直し、そこにレモンを置いて黄色を刺し色にするなど、カラーコーディネートを施すようになりました。売り場のデザイン的な美しさも変わります。鍋のシーズンには、はくさいの横にきのこを置くなど、消費者に料理のイメージがふくらむように提案し、楽しさを創り出します。

珍しい野菜は小売店では売りにくいと言われますが、普段の食生活に入り込む提案をしています。リーキを見て「レストランが使う野菜でしょ？」と言う奥様に、すきやきだと鍋の一番下に入れて使うことを提案します。西洋野菜などの珍しい野菜も、身近で簡単な食べ方を伝えることにより、家庭で使う機会を増やせます。「提案型のサービス」で、店の利益が増えるケースもあります。

●流通・仲卸

飲食店へ青果物を販売する仲卸業に携わる野菜ソムリエが、全国各地にいます。野菜に関する知識を活かし、シェフへの食材提案をします。新たにお目見えした野菜、伝統野菜、こだわり品種などの情報を届けることで、大変喜ばれています。興味を持った野菜、特定の品種を注文してくれるようになりました。

「あの八百屋は面白い！」と、シェフ仲間での口コミが広がり、約15年で顧客数が3倍になった例もあります。SNSを活用して、自社ブログで情報を発信したり、旬のお勧め情報を載せた冊子を配布したりすることで、料理人たちが休憩時間に読んでくれるようになりました。

産地ツアーを企画し、シェフを案内している例もあります。畑で生育している野菜と生産者の思いを知ってもらうことで、触発されたメニューができたり、お店でのお客様への伝え方も変わるようです。

伝統野菜を紹介しているうちに、在来品種の種の伝承についても考えるようになり、古来の品種を途絶えさせないためには、買い続けることが使命であると、力を入れている方もいます。

地域振興における活動

●フードツーリズムの企画

地域に密着したフードツーリズムの企画、コンテンツ作りやツアーガイドを旅行事業者からの委託で行っています。自治体や企業の研修、視察を請け負い、仕事の内容や要望にマッチする訪問先をコーディネートしています。

地域振興のために、移住定住や仕事探しのモニターツアーを行い、交流人口を増やすことで、地域への移住につながることを目指しています。実際にツアーに参加し、移住して農業を始めたカップルもいます。

旅行会社の企画で、有機野菜の生産振興につなげる「オーガニックトレイン」をサポートしたこともあります。農園直送の野菜を集め、列車で食べるお弁当を料理家と制作しました。

●農園体験ツアーの企画

環境の大切さを伝える啓蒙活動として、農園の体験ツアーを行っています。田んぼの生き物を学ぶことで、農業における環境の重要性を現場で伝えます。

野菜ソムリエコミュニティ「資格取得者によるサークル活動」では、地元の特産野菜をPRするため、イベントやマルシェ（市場）に参加しています。新しい野菜の品種や果物が発売される時には、商品のネーミングを考えるミーティングにも参加し、SNSで発信していきます。

シンガポールでの活動

●ワークショップの開催

日本独自の資格である野菜ソムリエの知識とスキルを、海外の方へ伝える仕事をしている方がいます。お膳立てではなく、自分で交渉し、機会を作ることから始めたチャレンジャーです。

シンガポールで料理教室、ワークショップを行い、自宅であまり料理をしない地元の方へ、野菜の魅力や調理法を伝えています。生のまま野菜を食べる習慣のない人たちへ、サラダとして食する提案もしています。セレブな奥様には家事を任せている家政婦の方に作ってもらえるようにと、配布用レシピも多言語化する工夫をしています。

シンガポールは、政府が公言するほど糖尿病が多い国です。そこで、医師の資格を有する野菜ソムリエが同行し、糖尿病予防のために血糖値を上げにくい食べ方、生活習慣病予防のための食事、野菜の機能性なども伝えています。予防医学の見地と野菜ソムリエの知識の両方を活かしながら、健康に役立つセミナーを行っています。ワークショップでは、参加者に着物を着てもらい、茶道を体験してもらうなど、日本文化もいっしょに伝え、大変好評です。

●シンガポール版養成講座の開催

日本で行っている野菜ソムリエ養成講座の一部を、現地でも実施しています。果物の品種の食べ比べは、普段、品種の違いを意識していない受講者が多く、聞いたことのない品種名や、各品種の個性の違いに驚いたようです。

今後、参加された方の中から現地での野菜ソムリエ第1号が誕生し、その方が仲間を増やし、活動を広げていくことを目指しています。

野菜ソムリエの活動は、各々が可能性の種を見つけて育て、自分ならではの仕事を生み出しています。フロンティア精神をもって、新たなフィールドを自分で作り出すこともあります。自分自身のスキルと、野菜ソムリエのスキルを掛け合わせ、オリジナリティを創出しています。可能性は無限大で、活躍のスタイルや場所は社会の中で大きくなっています。

協会の活動

●自治体パートナー制度

全国各地の野菜や果物の魅力を広く発信し、地域を活性化していくことを目的とした、自治体と日本野菜ソムリエ協会とのパートナー制度です。登録することで、各地域の青果特産物のプロモーション活動をはじめ、地域振興や農業振興を目的とした活動において、日本野菜ソムリエ協会のコンテンツや野菜ソムリエと連携することができます。

農業への理解、食育の推進、健康増進など、地域振興を具体的にサポートします。その一例としては、愛知県豊橋市の青果物を使ったメニューを、大手化学メーカーの社員食堂において、フェアとして展開しました。

現在、自治体パートナー制度には、府県や市、広域連合など20団体が登録されています（２０２０年3月現在）。

●野菜ソムリエサミット

野菜ソムリエによる「野菜・果物の品評会」です。全国各地から出品されてくる青果物の「おいしさ」を評価します。味や香り、食感、見た目などについて、野菜ソムリエの視点から一品々々を吟味します。価値のある青果物と加工品を広く全国に発信することで、生産者を応援するとともに、農業の活性化に貢献することを目指しています。

「野菜ソムリエサミット」で金賞を受賞した「あやめ雪」というかぶが、大手航空会社の国際線ファーストクラスに期間限定で採用さたこともあります。この「あやめ雪」は、愛知県田原市の農場で生産されたもので、茎に近い実（胚軸）の上部が、明るい紫色をしたきれいで、おいしいかぶです。

ファーストクラスの顧客には、身体が資本のビジネスパースンが多い中、「本当に身体に良いものを機内でも食べてもらいたい」というキャビンアテンダントの思いからスタートしたものです。

各地の生産者が作ったおいしい野菜や農産加工品を、一番良い状態で収穫できた時のみ限定で提供するサービスです。国際線ファーストクラスの顧客だけではなく、生産者や地域への貢献も意識した取り組みとなっています。

協会の認定制度

「料理教室」「レストラン」「青果取扱店」を対象に、日本野菜ソムリエ協会が認定する称号を付与する制度です。認定制度の特典としては、協会ホームページへの教室や店舗の情報紹介、協会オリジナルレシピの提供、協会主催のイベントへの招待など、様々なサポートプランがあります。

認定されると、賞状タイプの認定証が送られ、店頭やレジ回りなどに掲示することができます。来店者には野菜が充実している、こだわっているお店だということを認知してもらえます。また、日本野菜ソムリエ協会のホームページから、認定レストランを検索することもできます。

企業が、認定レストランを販売促進に活用した事例もあります。食品メーカーと量販店と野菜ソムリエが連携し、「旬の野菜を楽しむ贅沢」と題したキャンペーンを行いました。野菜、サラダ食材、ドレッシングなどの購入者向けのお楽しみ抽選プレゼントとして、認定レストランのランチへご招待し、好評を博しました。

新しい展開

●ＪＶｅｇａｎ協会（日本野菜ソムリエ協会とは別組織）の発足

ＪＶｅｇａｎ協会（ジェイ・ビーガン）とは、植物性由来のものだけを食べることで、地球の抱える様々な課題解決に、少しでも貢献するための食スタイルです。家族や友人と、外食でも中食でも結構ですので、植物由来の食品だけにしてみることから始めます。その一歩が、国連の提唱するＳＤＧｓ（持続的開発目標）に近づくものと考えます。

日本を訪れる海外からの多くのお客様に、日本の食材の魅力を知ってもらえたらと、今や英語やフランス語でも通じる言葉になった「ｕｍａｍｉ（うまみ）」や、発酵食品の魅力も、野菜のおいしさとともに伝えていきます。

ここで提唱する「ＪＶｅｇａｎ」の条件は、すべてが植物由来の原料とし、協会が指定する日本の食文化を活かした出汁《だし》や、麹菌による発酵食品などの中から、一つ以上を取り入れることとなります。

●ＪＶｅｇａｎｉｓｔの育成

ＪＶｅｇａｎｉｓｔ（ジェイ・ビーガニスト）」とは、地球の抱える課題解決に貢献するために、植物性由来のものを積極的に食べるだけではなく、同時に日本ならではの食文化や食材の魅力を伝えられる、熱意あるリーダー的人材のことです。「ＪＶｅｇａｎ」を通じて、気候変動や飢餓などの課題に取り組み、地球全体のことを考える社会運動を目指しています。

ＪＶｅｇａｎの条件を満たしたレストランやテイクアウト商品に対して、認証制度を設けていきます。ＪＶｅｇａｎの目指すものをみんなで実現していくためには、食べる場所やメニュー、食材などを増やしていく必要があり、その存在を多くの人たちに知ってもらう必要があります。

各地域におけるＪＶｅｇａｎ認定レストランと、ＪＶｅｇａｎｉｓｔたちが力を合わせることで、その地域の魅力を発信していきます。地域食材を使用し、その地域ならではの魅力を融合させた食スタイルを提案します。地域の食による活性化や魅力の発信、地域の食文化の継承など、多種多様な活動となることを目標とします。

●今後の展開と夢

現在、野菜ソムリエ協会を中心として、他にも多角的な別組織が誕生しています。日本アスリートフード協会、日本フードツーリズム協会などの他、最近スタートしたばかりのＪ Ｖｅｇａｎ協会などです。

海外でも「野菜ソムリエ養成講座」が開催されました。タイのバンコクで開講され、多くの野菜ソムリエが誕生しています。現在はシンガポールでの展開も進行中です。

世界中の国々でも、お腹が満たされることをクリアできた国に共通する価値として、「知らずに食べる」から「知って食べよう」という方向性があり、その情報を伝えていくことが求められています。

21世紀の食産業は、胃袋を満たす産業から、心を満たす産業への脱皮が求められています。そのためには、生活者それぞれが持つ価値にカスタマイズし、川下側のニーズを優先させて考えていくことが大切となります。

これからの日本野菜ソムリエ協会

20世紀と21世紀の大きな違いは、日本人が「何をもって幸せと感じるのか」の変化にあります。戦後は、モノを取得することで幸せと感じられた時代が長く続きました。モノが行きわたって、幸せな感覚が得られなくなった時、自分にとっての幸せは何かを突きつけられたのです。

モノを持つことで幸せと感じることができた20世紀を経て、物質的な豊かさから心の豊かさへと移り変わりました。欧米の消費文化だけでは満たされなくなった、日本の社会があります。心が満たされるとはどういうことでしょうか。社会の中で自分がどれだけ必要とされているか、社会とどれだけつながっているかを実感できることが生きがいになります。

これからは、「共感」というキーワードが大切になります。多くの人に喜ばれるものやサービスを提供するのは、ますます難しい時代になりました。今後、消費マーケットの世界では、より細分化が進むでしょう。これからの日本野菜ソムリエ協会の活動についても、１００人の中で３人に共感されることを良しとし、「持続性」を重要なテーマとして掲げていきます。

第3章

野菜をまいにち食べて健康になる

栄養豊富な野菜たち

野菜にはいろいろな栄養素が豊富に含まれます。数ある野菜の中から、特に私たちの食生活になじみ深い野菜について、栄養面から述べてみましょう。

滋養強壮に　アスパラガス

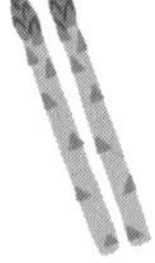

春の日差しを浴びて、畑からニョキニョキと顔を出すアスパラガス。暖かい日が続くと、1日に10㎝以上も伸びることもあります。アスパラガスは、地中海沿岸地域やヨーロッパ南部が原産のユリ科の多年草です。雄株と雌株があり、雌株は秋に小さな赤い実を付けます。実を食べることはできませんが、茎葉をしっかりと生い茂らさないと、翌年に元気の良い若芽が伸びてきません。春先にアスパラガスの若芽がぐんぐん生長するのは、前年に地下茎に蓄えた、イヌリンという多糖類がエネルギー源となっているからです。

生長力が旺盛なアスパラガスには、私たちの健康維持に役立つ成分もたっぷりと含まれています。その名前が示すように、アスパラガスにはアミノ酸の一種であるアスパラギン酸が大変豊富に含まれています。アスパラギン酸は、新陳代謝を促し、タンパク質の合成を進めるため、滋養強壮や疲労回復に効果があります。

アスパラギン酸は、生長の著しい若茎の先端部に多く存在しますが、ポリフェノールの一種であるルチンもこの部分に多く含まれています。ルチンには高血圧や動脈硬化の予防や、毛細血管を丈夫にする効果があります。また、有害な活性酸素を除去する抗酸化作用に優れた成分、グルタチオンも豊富に含まれています。このため、生活習慣病やガンの予防、老化の防止にも効果を発揮します。

この他にも、β-カロテン、ビタミンB群（B_1、B_2、葉酸）、ビタミンC、ビタミンEや各種ミネラルも含まれています。また、細胞や赤血球の生産や再生を助ける葉酸も大変豊富に含まれており、体の発育を促してくれます。

さらに、脂肪の吸収抑制、血流の促進、強壮効果、ガン細胞の増殖阻止といった作用を持つプロトディオシンという成分もアスパラガスには含まれています。あまり聞き慣れない成分名ですが、プロトディオシンはサポニンの一種で、朝鮮人参やヤマノイモ属のいもにも見つかっています。

ただし、この成分はアスパラギン酸やルチンと違って、穂先ではなく基部に多く含まれています。このため、普通は収穫時の調製段階で切って捨てているような根元の部分を、スープや煮物に入れて食べるなどの工夫が必要でしょう。

夏バテ防止には　ブロッコリー

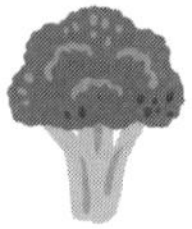

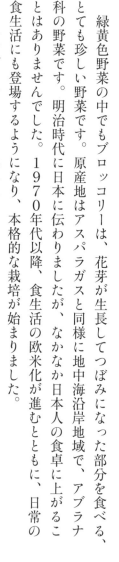

緑黄色野菜の中でもブロッコリーは、花芽が生長してつぼみになった部分を食べる、とても珍しい野菜です。原産地はアスパラガスと同様に地中海沿岸地域で、アブラナ科の野菜です。明治時代に日本に伝わりましたが、なかなか日本人の食卓に上がることはありませんでした。１９７０年代以降、食生活の欧米化が進むとともに、日常の食生活にも登場するようになり、本格的な栽培が始まりました。

なお、ブロッコリーの突然変異として誕生したのがカリフラワーですが、こちらは花芽が生長せずにそのままの状態のものを食べています。食生活の欧米化に伴って急速に消費が拡大しましたが、近年ではブロッコリーにその座を奪われ、流通量は減ってしまいました。カリフラワーでは特に、つぼみの白色を維持するために、栽培過程で葉をまとめて日射を遮る作業が必要で、大変手間がかかる上に、一株から一つしか収穫できないこともあり、作付面積は減少しています。

ブロッコリーは冷涼な気候を好むため、本州では主として冬に栽培されていますが、冷涼な北海道では、夏が生産の最盛期です。最近では、苗の生産を農協などが一手に行い、生産効率を上げる栽培法が進んでいます。

ブロッコリーには、野菜の中でもビタミンCの含有量が特に多く、抗酸化作用の高いビタミンEも豊富なことから、夏バテ気味の疲れた身体にはうれしい野菜です。また、葉酸は他の野菜と比べても大変豊富に含まれています。葉酸は、胎児や乳幼児の発育を助けるため、妊娠中や授乳中のお母さんにとっては必要不可欠な栄養素とされています。

新鮮で栄養豊富なブロッコリーは、つぼみが比較的小さく、こんもりと盛り上がっていて重量感があります。ブロッコリーは、主としてつぼみの部分を食す野菜ですが、茎にも同じくらいの栄養素が含まれていますので、こちらもしっかりと活用するようにしましょう。

緑黄色野菜の代表　ほうれんそう

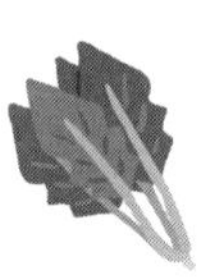

いろいろな料理に使われる、緑黄色野菜の代表と言えばほうれんそうです。アフガニスタン周辺の中央アジアが原産で、アカザ科の野菜です。雌雄異株の1～2年生の草本で、葉に切れ込みがある東洋種（剣葉タイプ）と、葉が丸い西洋種（丸葉タイプ）、さらにその中間型があります。

スーパーマーケットでは1年中見られることから、旬がいつなのか分かりづらくなっていますが、ほうれんそうは本来は冬野菜です。国内では、千葉県や埼玉県などの関東地方で多く生産されていますが、夏場の主産地は気候が冷涼な北海道となっています。

冬に寒さに当てて栽培する「寒締めほうれんそう」は、細胞内にショ糖を蓄積するためとても甘くなります。また、ビタミンCの含有量も高くなります。最近では、北海道でも冬にほうれんそうを栽培する生産者が増えてきています。

ほうれんそうには、皮膚や粘膜の健康維持を助けるビタミンA、抗酸化作用の高いビタミンC、細胞や赤血球の生産や再生を助ける葉酸などが豊富に含まれています。

また、ビタミンAや葉酸は、身体の発育の促進にも関わっています。

このほかにも、マグネシウム、鉄、銅などのミネラル、ビタミンEやビタミンB_2などのビタミン類も多く含まれています。

一方、ほうれんそうにはシュウ酸が多く含まれるためアクが強く、ゆでることによるアク抜きが必要ですが、長時間加熱するとビタミンCが損なわれるため、手早く短時間で加熱調理することが望まれます。また最近では、シュウ酸含有量の少ない品種も出てきており、サラダなど生で食べられるものもあります。

疲労回復には　にら

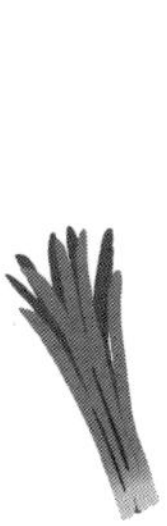

栄養豊富でスタミナを高めてくれる緑黄色野菜といえばにらです。にらは中国西部が原産地と言われるユリ科の多年生草本で、ヨーロッパなどの西洋では栽培されておらず、東洋に特有の野菜です。
わが国での栽培の歴史は古く、『古事記』や『日本書紀』にも記載があり、古くから整腸効果のある野菜として使われてきました。また、中華料理には欠くことのでき

ない野菜として、幅広く利用されています。

高知県や栃木県、福島県などでの生産が多く、北海道でも初冬の一時期を除いて、ほぼ1年中出荷されています。早春に出荷される「一番にら」は、葉が柔らかく甘味が強いといった特徴があります。

にらの食用部位は根生葉と呼ばれる若い葉で、皮膚や粘膜の健康維持を助けるビタミンAや、細胞や赤血球の生産や再生を助ける葉酸が豊富に含まれています。さらに、体内の脂質の酸化を防いで生活習慣病や老化を防止するビタミンEも多く含まれており、栄養価の高い野菜です。

にらには独特の強い匂いがありますが、その原因となる成分がアリシンです。アリシンはネギ属に特徴的な硫化アリルの一種で、根本の方に多く含まれ、葉を切ることによってその量は増加します。ビタミンB_1の吸収を高める効果があり、食物から摂取した糖質を効率よくエネルギーに変換し、疲労回復を早めてくれます。

ビタミンCは 冬キャベツ から

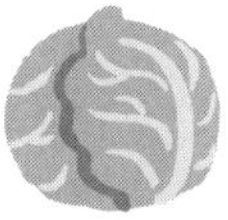

キャベツは、まんまるの形をしたアブラナ科の野菜です。その栽培の歴史は古く、原産地である西ヨーロッパの沿岸暖地では、結球しない1年生の野菜として、紀元前2000年頃より作られていたと言われます。現在のような結球するタイプの栽培は、13世紀以降にヨーロッパで始まり、アメリカでの品種改良を経て、明治初期に日本にも導入されました。

現在では数多くの品種が栽培されており、やや小さめで球面にウエーブのかかったサワー系、丸い形でやや小ぶりのボール系、業務加工用に多く用いられるやや大ぶりの寒玉系や、漬け物用に使われる超大型の「札幌大球」といった在来品種などがあります。

ヨーロッパでは古代ギリシャ時代から、キャベツは胃腸を整える野菜として知られておりましたが、この胃粘膜修復成分はメチルメチオニンスルホニウムクロリド（MMSC）というビタミン様物質で、ビタミンUとも呼ばれています。この物質は別名を「キャベジン」とも言い、消化を助け、胸やけや胃もたれを防ぐ効果があります。

キャベツなどの冬野菜は、寒さに当たると甘味が増すと言われています。一般に、水分の高い野菜類は、気温が氷点下になると凍りやすく、そのまま冬を迎えると枯死してしまいます。しかし、寒い季節に旬を迎える冬野菜は、寒さから身を守るために、光合成によって作られた糖分を葉や根に蓄積し、凍りつくのを防ごうとします。そのため、寒い時期に収穫期を迎える野菜は、糖分が高くなっています。

冬のキャベツは、糖分が増えるのと同時に、ビタミンCの含有量も多くなっています。ビタミンCは糖分を基にして、植物の体内で合成されます。寒い季節に栽培されたキャベツでは、自分の体内で消費するビタミンCの量が少ないために、蓄積量が多くなります。

寒い冬には鍋で食べるキャベツはおいしいものです。ただし、ビタミンCは熱に弱く、また水に溶け出しやすい成分ですので、煮物として食する時には、なるべく短時間で調理するように心がけましょう。

たまねぎで血液サラサラに

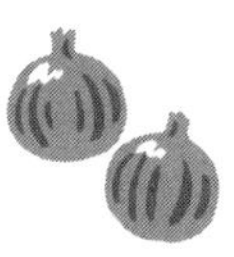

どのような料理にでも活躍するたまねぎですが、食用部分は鱗茎と呼ばれる肥大した葉鞘《ようしょう》です。原産地は中央アジアで５０００年以上前に南ヨーロッパに伝わり、世界各地で広く栽培されているユリ科の野菜です。

たまねぎの調理には涙がつきものです。なぜ、たまねぎを切ると涙が出るのでしょうか。たまねぎの細胞の中にあるアリインという成分が、切られることにより細胞内にある酵素、アリナーゼが作用し、アリシンという成分に変化します。辛味成分であるアリシンなどの揮発性成分は、目の粘膜を刺激して催涙作用をもたらすのです。

たまねぎに含まれる硫化アリルには、血液中の脂肪を燃焼させ、発汗作用などの代謝促進効果や、抗菌作用などの効果があります。また、心筋梗塞や脳梗塞の原因となる血栓を溶かし、血液をサラサラにする効果もあります。炭水化物をエネルギーに変える際に必要なビタミンB_1の吸収を促進すると同時に、ビタミンB_1と結合してアリチミンという成分になり、疲労回復にも効果を発揮します。

たまねぎにはケルセチンというポリフェノール成分も多く含まれています。この成分は抗酸化力が強く、生活習慣病の予防の面からも大変期待されています。血圧の上昇抑制や、動脈硬化の原因となる悪玉コレステロールを低下させる効果があります。また、ケルセチンはヒスタミンの放出を抑制し、花粉症や気管支喘息などのアレルギー症状を軽くする効果もあると言われています。

たまねぎには他にも、皮膚や粘膜の健康維持に関わるビタミンB_6や、フラクトオリゴ糖など、健康維持に欠かせない優れた成分が豊富に含まれていますが、調理するにあたっては、注意したいことがあります。

辛味成分でもあるアリシンは、水に流れやすい成分ですので、水さらしの時間は2～3分程度にとどめると良いでしょう。また、硫化アリルは、加熱することによって甘味に変わりますが、加熱により酵素が働かなくなり、アリシンの生成量は減少してしまいます。たまねぎを炒める際には、切った後に15分ほど放置してから調理すると、その間に酵素反応が進行して、アリシンがしっかりと作り出されます。中玉であれば1日に4分の1個程度で、その効果が期待できます。

日本の伝統野菜　ゆりね

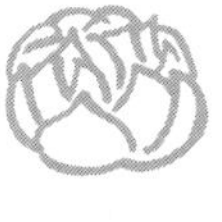

白いりん片がバラの花のような形に重なり合った形のゆりね。名前のとおり、ゆりの地下部に形成される鱗茎を食用とするもので、日本では飛鳥時代から祭事に使用されていたと言われています。江戸時代には、食用と観賞用の兼用での栽培が行われていたようです。原産地は日本から中国にかけての東アジアで、ユリ科の日本伝統野菜です。

関西を中心に高級食材として扱われており、おせち料理には欠かせない食材ですが、そのほとんどは北海道で生産されています。ゆりねにはでん粉質が多く含まれているため、ゆでたり蒸したりすると、ほくほくとした独特の食感と、上品な甘さが感じられます。

ゆりねはでん粉を主成分とする野菜ですが、他のでんぷん質野菜とは異なる特徴的な成分として、葉酸があります。葉酸は胎児の正常な発育に必要な成分で、細胞や赤血球の生産を助けます。さらに、ミネラルや食物繊維も多く含まれ、骨や赤血球の形成を助ける銅や、高血圧の予防にも効果を発揮するカリウムも豊富です。

ゆりねは種から育て始めると、収穫するまでにはなんと6年もかかります。畑に植えるまでのハウスでの育苗に3年、畑に植え付けてからは、毎年秋に掘り起こして、翌春にまた別の畑に植え替えることを3年繰り返して、ようやく収穫の時を迎えるのです。

このように、大変な手間暇をかけて作られるゆりねは、絶妙な食感を持つ栄養豊富な日本の伝統的高級食材です。真っ白なゆりねを見つけた時には、長い年月をかけて大切に育てられたその生い立ちに、思いを馳せてみてください。

世界中で愛されている トマト

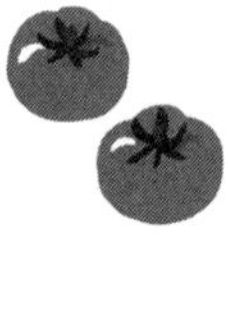

数ある野菜の中でも、世界で最も多く食べられている野菜といえばトマトです。原産地はじゃがいもと同じく南米のアンデス高原で、比較的冷涼な気候を好む、ナス科の野菜です。

ヨーロッパに伝わったのは16世紀で、最初は観賞用でした。その後、18世紀頃からイタリアを中心に加工用としての栽培が始まり、世界各地に広まりました。わが国へも最初は観賞用として伝わりましたが、食用として知られるようになったのは明治に入ってからです。現在では最もポピュラーな果菜類ですが、日本での本格的な栽培は昭和になってからのことです。

わが国では熊本県が最大生産量を誇りますが、冷涼な気候を好む野菜であるため、冬期を中心とした涼しい時期の栽培が中心です。熊本県に次いで生産量が多いのが北海道で、熊本県とは逆に夏から秋にかけての収穫期が中心となります。

太陽の光を燦々と浴びて育った夏のトマトでは、温室育ちの冬のトマトに比べ、ビタミンＣの含有量が多く、皮膚や粘膜の健康維持を助けるとともに、夏バテ防止や美容にも効果を発揮します。

なお、トマトは緑黄色野菜に分類されていますが、ビタミンＡ（β-カロテン）の含有量は緑黄色野菜の基準値（６００μg以上）を少々下回っています。しかし、日常的な摂取量や摂取頻度が高いことから、緑黄色野菜に分類されています。

ヨーロッパでは昔から、「トマトが赤くなると医者が青くなる」と言われており、夏場にトマトを食べることで医者いらずとなる健康に良い夏野菜とされていました。これは、トマトに含まれる赤い色素であるリコペンと呼ばれる成分のおかげで、とても高い抗酸化作用があります。

しかし、生のトマトを食べただけでは、リコペンは身体にあまり吸収されません。加熱することにより、吸収されやすい形に変化します。また、リコペンは油と一緒に摂ることによって身体への吸収が高まります。オリーブオイルを使って加熱調理するイタリア料理などは、リコペンの利用効率を高める理想的な食べ方と言えます。

夏の味覚 スイートコーン

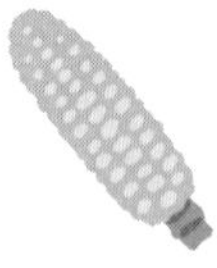

北海道の夏の味覚に欠かせないのがスイートコーンです。スイートコーンは、とうもろこしの中でも未熟とうもろこしと呼ばれるもので、生育途中で収穫されるイネ科の野菜です。

原産地はメキシコから南アメリカ北部にかけてと言われ、紀元前より栽培されており、日本へは16世紀後半にポルトガル人によって長崎に伝えられました。その当時のとうもろこしは、家畜の飼料用に使われる硬いものでしたが、20世紀初めになって、北海道でスイートコーンの試験栽培が開始されました。

世界的に見ると、とうもろこしは完熟した穀物として収穫され、家畜のエサ（濃厚飼料）、サラダオイル（コーン油）、コーンスターチ（でん粉）、コーンフラワー（粉）やコーングリッツ（穀粒）として利用されることが多くなっています。これらの用途のとうもろこしは、日本ではほとんど栽培されておらず、ほぼ全てがアメリカなどから輸入されています。

とうもろこしの種類としては、飼料用のデントコーン、飼料や穀物利用のフリント種、ポップコーンの原料となるポップ種など、多くの品種があります。スイートコーンとして食されるものは、その名のとおり糖分が多く含まれており、スイート種は主として缶詰用、スーパースイート種やウルトラスーパースイート種は青果用として出回っています。

スイートコーンの栄養成分で、一般的な野菜と比べて意外と多く含まれているのは、葉酸、ビタミンB_1、銅などです。赤血球の形成や体の発育を助けてくれる葉酸は、中くらいの大きさのスイートコーン１本で、１日に必要な葉酸の約半分を摂ることができます。

ビタミンCがいっぱいの ピーマン

かなり以前になりますが、「頭がピーマン」という言い方が流行りました。ピーマンのように頭の中が空っぽという意味で使われていました。確かに、ピーマンの内部は小さな種が付いているだけで、空洞が大部分を占めています。しかし、ピーマンは、β-カロテンやビタミンCが多く含まれている緑黄色野菜です。

一般的に、緑黄色野菜の定義としては、可食部100g当たりβ-カロテンの含量が600μg以上とされており、その基準からすると、ピーマンは緑黄色野菜とはなりません。しかし、ピーマンやトマトなど、β-カロテンの含量が600μg未満であっても、日常的な摂食量の多い野菜は、緑黄色野菜に分類されているのです。

ピーマンはとうがらしの仲間で、中央アメリカから南アメリカにかけての熱帯地方が原産のナス科の多年草です。日本のような温帯の地域では、冬の寒さで枯死してしまうため、1年生となります。

とうがらしの仲間には、辛味の強い種類も多くありますが、辛味の少ない小果系の品種を「ししとう」と呼びます。辛味のない中果系の品種で緑色のものが「ピーマン」と呼ばれ、「カラーピーマン」もその一種です。辛味がなく肉厚で、やや甘味のある大果系の品種は「パプリカ」と呼ばれます。ちなみに、ピーマンは英語では「グリーン　ペッパー」と言います。

原産地から分かるように、ピーマンは高温を好む作物で、夏が旬の野菜になります。夏バテ気味で、疲れた体の栄養補給には、ピーマンがぴったりです。緑のピーマンだけではなく、カラーピーマンもお勧めです。β-カロテンやビタミンCをより多く含み、赤ピーマンは緑のピーマンの2倍以上にもなります。

夏の暑い時期には、野菜などはすぐに冷蔵庫に入れてしまいますが、ピーマンの保存には注意が必要です。保存に適した温度は10℃前後ですので、温度の低い冷蔵室ではなく、必ず野菜室に入れます。また、表面に水滴が付いていると、そこから傷んできますので、水分を拭き取ってから野菜室に入れるようにしましょう。

冬至には　かぼちゃ

ほくほくして甘味のあるでん粉質のかぼちゃですが、実は栄養成分が大変豊富なウリ科の緑黄色野菜なのです。一口にかぼちゃと言っても、その種類は少々異なり、大きくは西洋かぼちゃ、日本かぼちゃ、ペポかぼちゃに分類することができます。

原産地はそれぞれでやはり異なり、西洋かぼちゃは南アメリカ西部、日本かぼちゃは中央アメリカから南アメリカ北部にかけて、ペポかぼちゃは北アメリカ南部と言われています。

日本における主産地の北海道では、西洋かぼちゃが主に栽培されており、これは明治時代にアメリカから導入されたものです。日本かぼちゃは、16世紀にカンボジアを経由して日本に入ってきたものです。一方、ペポかぼちゃについては、ハロウィンの時に使われるオレンジ色のかぼちゃで、種が食用にされています。外見は異なりますが、ズッキーニもこのかぼちゃの仲間です。

かぼちゃにはビタミン類が大変豊富に含まれています。特に、皮膚や粘膜の健康や夜間の視力の維持を助けるビタミンA、抗酸化作用の高いビタミンEやビタミンCが

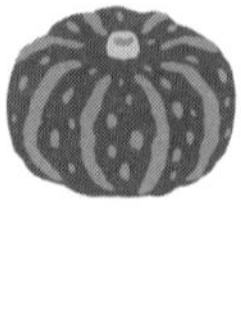

多く含まれています。また、西洋かぼちゃは日本かぼちゃに比べて、ビタミン類の含有量が多い傾向にあります。

かぼちゃの収穫時期は、夏から秋にかけてですが、数カ月後の冬まで貯蔵していても、栄養成分はあまり損なわれません。このように、長期の保存が効く野菜であるため、わが国では一般的な緑黄色野菜の出回り量が少なくなる冬至に、栄養豊富なかぼちゃを食べるといった風習が生まれたのです。

食欲増進には　だいこん

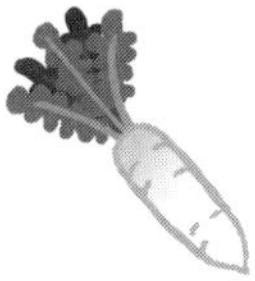

『古事記』や『日本書紀』にも記載のあるだいこんは、日本人にとって最もなじみのある野菜ではないでしょうか。英語名でもJapanese radish（ジャパニーズ・ラディッシュ）と表記されるアブラナ科の野菜です。中央アジアから中国にかけてが原産地の一つと言われていますが、諸説があり正確には特定されておりません。

現在は一年中だいこんが出回っており、収穫時期によって、春だいこん、夏だいこん、秋冬だいこんなどに分けられますが、だいこんは本来、冬野菜です。やはり、おでんなどの鍋料理に欠かせない食材なのです。なお、1月7日に食べられる「七草粥」に使われる春の七草の一つすずしろはだいこんの異名です。

だいこんには、抗酸化作用のあるビタミンCをはじめ、赤血球の形成を助ける葉酸や、ジアスターゼと呼ばれる消化酵素が多く含まれています。ジアスターゼは、でんぷん粉を分解する酵素、アミラーゼの一種で、胃腸の働きを助け、食欲を増進させ、消化不良を解消します。

また、辛味成分であるイソチオシアネートは、だいこんを切ったり、すりおろしたりするなど、細胞を破壊することによって生成されます。本成分には殺菌作用や抗炎症作用があると言われます。また、だいこん特有のさわやかな辛味により、食欲を増進させる効果もあります。

このイソチオシアネートは、だいこんの部位によって含まれる量が異なり、先端に行くほど多くなります。このため、サラダなどで用いる場合には辛味の少ない上の部分、だいこんおろしにするには辛味の強い先端部分を使うと良いでしょう。

だいこんの有効成分である、ビタミンC、ジアスターゼ、イソチオシアネートは、熱に弱い成分であるため、これらの効果を発揮させるためには、やはりだいこんおろしのように、生のままで食するのがお勧めです。

にんじん は油調理がお勧め

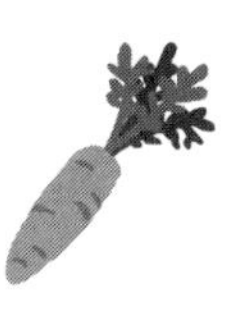

根菜類の中では、緑黄色野菜に分類されるものはあまり多くありませんが、その代表と言えばセリ科の野菜、にんじんです。

原産地は中央アジアで、そこから西のヨーロッパに伝わったものが西洋系にんじん、東のアジアへと広がったものが東洋系にんじんとなりました。現在、一般的な橙黄色のにんじんは、16～17世紀に栽培され始めたとみられています。にんじんの色は、橙黄色の他にも、白や黄色、赤や紫色をしたものもあります。

日本には東洋にんじんが、江戸時代に中国を経由して伝わりました。西洋にんじんは、明治時代にフランスやアメリカから導入され、北海道で初めて栽培されました。

現在では、北海道を中心に、わが国で栽培するにんじんのほとんどが西洋系となっています。東洋系にんじんとしては、香川県などで生産される「金時にんじん」や、沖縄県特産の「島にんじん」などがあります。

緑黄色野菜の中でも、にんじんはβ-カロテンやビタミンAの含有量が極めて多くなっています。β-カロテンは、強力な抗酸化作用を持つカロテノイド色素の一種で、体内ではビタミンAの作用をするとともに、免疫を増強する働きがあります。ビタミンAは、皮膚・粘膜の健康や夜間の視力の維持に関わっています。にんじん約50ｇを食べることで、1日に必要なビタミンAを摂取することができます。

β-カロテンやビタミンAは脂溶性の成分であるため、調理法によっても身体への吸収率が大きく異なります。効率よく摂取するためには、油を使った調理法がお勧めです。

なお、にんじんの細胞を破壊すると、アスコルビン酸オキシダーゼと呼ばれる酸化酵素が出てきて、ビタミンCを破壊します。だいこんおろしにもみじおろしを加えると、だいこんの有効成分であるビタミンCが減少してしまいます。食酢やレモン汁を使って、酵素の働きを抑えるなどのひと工夫が必要です。

ながいも　はネバネバに有効成分あり

ながいもはヤマノイモ科の根菜類で、東アジアの温帯地域が原産地と言われています。私たちは通常、その肥大した担根体、いわゆるいもの部分を食べています。雌雄

異株のつる性の植物です。世界的に見ると、ヤマノイモ科に属する植物は10属650種ほどがあると言われ、その大部分がヤマノイモ属の植物で、アフリカや東南アジアなどの熱帯・亜熱帯地域を中心に分布しています。

日本で食用に用いられているものは、じねんじょ、だいじょ、ながいもの3種で、日本原産のものはじねんじょだけです。ながいもはその形態的特徴から、長い円筒形のものをながいも、扁平で扇形のものはいちょういも、球形のものはつくねいもと呼んでいますが、これらはみな植物学的には同じ「ながいも」という種に属します。

ちなみに、やまいも（山芋）という呼び方は、日本で食べられているヤマノイモ属のいもの総称で、植物学的分類では「ヤマイモ」といういもはありません。

ながいもにはでん粉が多く含まれていますが、そのでん粉を分解する消化酵素ジアスターゼがだいこんの約3倍も含まれています。このため、じゃがいもなどと違い、生で食べても消化吸収が良いのです。また、ながいもに含まれるアミノ酸には、魚の白子や鮫の軟骨にも含まれている成分が多く、滋養強壮効果が期待されます。

ところで、ながいもをすりおろしたとろろが口の周りなどに付くと、どうしてかゆくなるのでしょうか。ながいもの細胞の中にはシュウ酸という成分が含まれていて、すりおろすことにより細胞の外に出てきて、細く尖った結晶になります。このシュウ酸の結晶が肌に突き刺さり、チカチカしたり、かゆくなるのです。

とろろのネバネバの中には、かゆみをもたらす成分以外にも体に良い成分がたくさん含まれています。ながいものネバネバはムチンという粘性物質で、タンパク質と多糖類が結合したものです。ムチンは胃や気管、鼻などの粘膜を保護してくれるため、胃潰瘍や胃炎の予防や改善、インフルエンザなど感染症の予防にも効果があると言われています。

ごぼう に美白効果

ごぼうは日本のみが食用としているキク科の根菜類で、他の国では食用としているところはありません。原産地は中国東北部やシベリヤ、ヨーロッパなどと考えられており、中国では昔から薬用植物として利用されています。

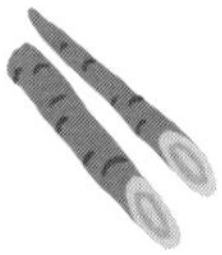

ごぼうには、赤血球の形成や身体の発育を助ける葉酸や、骨の形成を助ける銅が豊富に含まれています。また、ごぼうを切ると黒褐色に変色しますが、この原因は、ポリフェノールの一種であるクロロゲン酸という成分が、空気に触れることにより酸化

され、黒褐色の物質が生成されるためです。

クロロゲン酸は抗酸化力が強く、生活習慣病やガンの予防効果の他、美白効果もあると言われています。ごぼうの皮の下数ミリメートルの部分にクロロゲン酸は多く、この部分にはごぼう特有の香り成分や旨味成分も多く存在します。

このため、ごぼうを調理する時には、皮はむかずに包丁の背などで皮の表面を薄くこそげ取るか、タワシで擦り洗いする程度にとどめた方が良いでしょう。また、長時間水にさらすと、大切な抗酸化成分や独特の香り成分が水に溶け出し、ごぼう本来のおいしさが減ってしまいます。

クロロゲン酸のようなポリフェノール成分の他に、ごぼうには食物繊維が多く含まれていることで知られています。ごぼうの食物繊維としては、水に溶けない不溶性食物繊維であるリグニンやセルロースが豊富に含まれるため、大腸の蠕動運動が促進され、便秘が解消されます。

その他にも、水溶性のイヌリンも豊富に含まれており、イヌリンやオリゴ糖の効果で、腸内の善玉菌の増殖を促進し、整腸作用により便秘が解消されます。また、クロロゲン酸との相乗効果により、血中コレステロールの低下や肥満防止などの生活習慣病予防や、大腸ガンなどの予防効果も期待されます。

いろいろある　じゃがいも

じゃがいもはナス科の野菜で、食用部位は根ではなく、塊茎と呼ばれる土の中の茎が肥大した地下茎です。じゃがいもと一口に言ってもいろいろな用途があり、それに応じた専用の品種があります。

普段、スーパーマーケットなどの店頭で見かけるものは、そのまま料理に使われる生食用（青果用）の品種です。他には、ポテトチップスやフライドポテトなどに使われる加工用品種、片栗粉や水産練り製品などの原料として使われるでん粉原料用品種があります。これらを合わせると、国内で栽培されている品種は50を超えます。

じゃがいもの原産地は南米のアンデス高原で、アンデス地方では紀元前から栽培されていました。ヨーロッパには16世紀に伝播されましたが、当初は食用ではなく観賞用でした。日本に入ってきたのは、16世紀末にポルトガル船が長崎に持ち込んだのが最初ですが、やはり当時は観賞用でした。食用として本格的に栽培されるようになったのは、それから約３００年近くも経った後の１８７４年に、北海道開拓使がアメリカから優良品種を導入してからのことです。

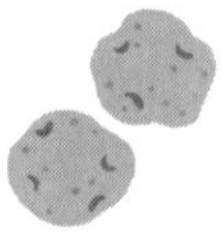

じゃがいもの代表的な品種である「男爵いも」は、1908年に川田男爵がアメリカから導入した品種です。導入者にちなんで「男爵いも」と名付けられました。粉質感があり、ホクホクした食感が好まれ、肉じゃがや粉ふきいもに向きます。ただし、煮くずれしやすいので煮物には注意が必要です。

一方、「メークイン」はイギリスで作られた品種です。中世の春の村祭りの際に、村娘から選ばれる女王にちなんだ名前です。やや細長い楕円形で、粘質感があり、煮くずれしにくいため、カレーやシチュー、おでんなどの煮物に向きます。低温で貯蔵しておくと糖分が増えるため、ひと冬経った後に食べると一段と甘味が強くなります。

これらは導入から100年以上も経つ古い品種ですが、全国の収穫量の約8割を占める北海道では、新しい品種が次々と生まれています。サラダに使われる「キタアカリ」は、ビタミンCが多く、火の通りが早いホクホクした黄色のいもです。「インカのめざめ」は、アンデス地域の在来種を元に育成され、栗のような独特の風味を持ち、低温貯蔵で糖分が大きく増加して甘くなる、濃黄色のいもです。「さやあかね」は、病気に強く有機栽培に向いた、皮の色がやや赤味がかった良食味のいもです。

加工用の品種では、貯蔵性に優れ、糖分が低く、芽が浅いことなどが必要な要件となります。ポテトチップスやフライドポテトのような油加工向けの場合、糖分が高いと揚げた時に褐色になり、身体に有害な物質も生成されてしまいます。

フランスでは「大地のリンゴ」とも呼ばれるじゃがいも、ビタミンCはリンゴの8倍もあり、加熱調理しても減少量が少なく、大量に摂取できます。でん粉を主成分とするじゃがいもですが、意外なことにカロリーはお米の半分しかありません。それぞれの品種の特徴を活かして、いろいろな料理にじゃがいもを活用してみましょう。

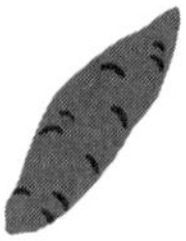

環境にやさしい　さつまいも

さつまいもはヒルガオ科の野菜で、食用部位は「塊根」と呼ばれる、でん粉を蓄積して肥大した根の部分です。別名、甘藷《かんしょ》とも言いますが、英語でも「スイートポテト」、すなわち「甘いいも」と呼ばれています。

さつまいもの原産地は中南米の熱帯地域で、現在のペルーのあたりで栽培されていました。日本へは17世紀初めに、琉球王国（沖縄県）を経て薩摩国（鹿児島県）に入ってきました。そのため「薩摩芋」と呼ばれていますが、九州では唐（中国）から入ってきたため「唐芋《からいも》」とも呼ばれます。

ところで、さつまいもの花を見たことがありますか？　朝顔と同じヒルガオ科だけあって、淡いピンク色の朝顔に似た花を咲かせます。しかし、短日条件（夜が一定時間以上に長くなった時）で咲くため、日本のような温帯地域では、通常の栽培環境ではめったに開花することはありません。

このため、さつまいもを増殖するには種からではなく、ツルを挿し木することによって増やします。春先に温室で育てた挿し木から、さらに伸びてきたツルを数枚の葉を付けて切り取ります。1本の挿し木から10本近くの苗が取れるのです。これを畑に定植して栽培しますが、熱帯性の植物ですので、温度が重要になります。

最近では、北海道でもさつまいもの栽培が広がってきています。春先の地温を確保するためには、盛り上げた土の上にビニールのマルチ資材などを敷いて、温度を高めてやる工夫が必要です。秋の収穫時期までに、積算気温（毎日の平均気温の積算値）が約2400℃以上確保できれば、北海道でも安定した収量が見込め、同じ品種でも糖度は他府県産よりも2度ほど高くなります。

主産地の鹿児島県や宮崎県では、焼酎やでん粉の原料用品種である「コガネセンガン」や「シロユタカ」、「シロサツマ」なども多く栽培されていますが、茨城県や千葉県などでは生食用の「ベニアズマ」や、しっとりとした食感の「べにはるか」などが多くなっています。また、徳島県では「鳴門金時」のブランド名で「高系14号」という品種が作られています。

最近の新しい品種としては、電子レンジでもおいしく食べられる「クイックスイート」や甘味の強い「シルクスイート」、紫いもとしてお菓子などに使われる「ムラサキマサリ」や「パープルスイートロード」など、用途に応じたいろいろな品種が出てきています。

さつまいもはじゃがいもよりもでん粉含量が高く、またでん粉を分解してマルトース（麦芽糖）に変えるβ－アミラーゼ活性も高いため、石焼きいものように遠赤外線を利用してじっくりと加熱すると、でん粉が糖化されて甘くなります。ビタミンCもじゃがいもほどではないまでも比較的多く含まれており（100g中に29㎎）、焼きいもにしてもその7～8割程度が壊れずに残っています。

さつまいもがやせた土地でも作られるのは、あまり肥料を与えなくともよく育つからです。実際にさつまいもでは、与えた肥料成分の量以上の養分吸収が見られます。最近になって分かってきたことですが、マメ科の植物と同様に、さつまいもの茎には窒素固定細菌（マメ科植物の根粒菌とは異なる細菌）が共生しており、これが空気中の窒素を固定して、植物が利用できるようにしてくれているのです。

一般的な野菜と比べると、さつまいもは、窒素肥料の施肥量が非常に少なく、莫大なエネルギーを消費して化学合成により製造する窒素肥料をあまり与えなくとも良いため、地球環境にも優しい植物と言うことができます。

全国各地に伝わる伝統野菜

野菜は全国各地で生産されています。ただし、すべてが全国に流通するとは限らず、限定された地域でのみ食されるものもあります。いわゆる「伝統野菜」と言われるものです。

伝統野菜は生産効率の悪いものが多く、なかなか生産者の利益につながらない品目も多いのが現状です。しかし、経済効率優先の世の中において、生産性とは結びつかない伝統野菜に大切にすべきことを考えさせられます。

栽培する人がいなくなり、種が永遠に失われてしまった作物もあります。作り手の高齢化により、消えゆく危機に立たされている品目も増えています。種を守り、未来へつなぐために、各地に伝統野菜の研究会ができ、継承しようと奔走する人たちがいます。

伝統野菜と言われる条件は、全国各地で様々です。地域で愛され、継承されてきた伝統野菜のいくつかをご紹介します。

北海道

●札幌黄《さっぽろき》

明治時代に、アメリカから導入された「イエローグローブダンバース」というたまねぎが、「札幌黄」のルーツと言われています。主に、札幌市の丘珠地区で栽培されており、農家がネギ坊主から自家採種し、継承されてきました。

形が不揃いで、病気に弱いなどの理由から、1978年（昭和53年）頃から導入された、F1（一代交配種）品種に代替されていきました。生産者も減少し、「幻のたまねぎ」とまで言われるようになりましたが、伝統を守ろうとする生産者も徐々に増え、現在、生産農家は約30軒となっています。

2012年（平成24年）には、「札幌黄ふぁんくらぶ」が立ち上がりました。「札幌黄」の魅力を発信し、広く知ってもらうことでファンを増やし、生産増を目指したいという思いからで、市民みんなで農業を支える気運を高めたいと、活動しています。

約700人（2020年3月現在）の会員の方には、「札幌黄オーナー制度」によるたまねぎの送付を行っています。収穫体験では、自ら収穫したたまねぎでジンギスカンを味わうイベントなども行われました。

「札幌黄」の特徴は、肉厚で水分が多く柔らかい点にあります。たまねぎらしい辛味もありますが、じっくり加熱するとじわじわとおいしさを増します。まるごとグリルすると甘味が引き立ちますし、カレーに入れると旨味《うま》が増します。自分のメニューには欠かせない優れた食材だとほれ込むシェフもおり、パスタやタルトにも使用されています。

●札幌大球《さっぽろたいきゅう》

「札幌大球」は、ひと玉の重さが10kg以上にもなる、特別大きなきゃべつです。扁平型で、巻きが強いのが特徴です。明治時代から栽培されており、北海道特有の在来種です。

1873年（明治6年）頃に、道南の七飯町にある官園へ、アメリカから「アーリーサマー」など3種のきゃべつの種が輸入され、交配を10年以上繰り返し、玉のサイズの大きなものが選抜されていきました。

栽培する際には、種播きの株間を広く取り、生育するスペースを確保し、収穫までの日数も通常の2倍近くかかります。手間暇のかかる作物のため、一時は札幌市内でも栽培農家が皆無に近くなったこともありましたが、行政やＪＡの呼びかけにより、生産は増え、現在は道内十数軒で栽培されています。

１９５５年（昭和30年）頃までは、ニシン漬けや切込み漬けなどに使われ、北海道産きゃべつの主力となるほど多く栽培されていたこともありました。貯蔵性の高さから遠洋漁業の船に積まれ、漁師さんの栄養源になっていたこともあったそうです。冬期間、納屋や雪の下で貯蔵する際、外葉が傷んでも食べられる部分が多く重宝されたようです。サイズが大きくても、通常のきゃべつと葉の枚数は同じです。一枚一枚の葉が大きく、葉っぱに厚みがあります。

２００６年（平成18年）には、スローフード協会国際本部が進める「味の箱舟」計画に登録されました。現在は、飯《い》寿司に使われたり、企業との連携でニシン漬けやお好み焼にも使用されています。また、北海道神宮の新嘗祭《にいなめ》に奉納される野菜にもなっています。

●ラワンぶき

北海道遺産にも認定されている「ラワンぶき」は、高さが２ｍ以上にもなる大きなふきです。江戸時代から自生しており、ふきの下を馬に乗った人が歩く写真も残っており、当時３ｍ以上のものもあったと思われます。

山からの養分が豊富な、十勝地方足寄町の螺湾《らわん》川沿いに、このふきは自生していましたが、環境の変化や乱獲により激減し、ＪＡあしょろが郷土の味を残そうと生産者に苗を配布し、１９８８年（昭和63年）から畑での栽培を開始しました。

生ぶきの出荷は６月のひと月ほどですが、ＪＡあしょろの加工場で水煮や漬物などを製造し、通年で流通しています。10年以上前には、北海道民でも知らない人が多かったのですが、ＰＲ活動の成果から知名度も上がり、現在は供給が需要に追いつかなくなっています。

ラワンぶきの食べ方は、生のままザク切りにして天ぷらにしたり、軽くゆでサラダや炒めてきんぴらにしたり、中心の穴に肉などを詰めた煮物など、色々とあります。一般的な山菜のようにアクを抜く必要がないため、その簡便さも魅力となっています。

最近では、ラワンぶきの搾り汁が、コスメブランドで化粧水の原料としても使われており、含まれる成分が保湿や整肌に良いと言われています。

秋田県

秋田県の伝統野菜には、県内のそれぞれの地域で受け継がれてきた独自の野菜があります。次の三つの事項を定義として39品目がリストアップされています。

・昭和30年代以前から県内で生産されているもの
・地名、人名が付いているなど、秋田県に由来しているもの
・現在でも種子や苗があり、生産物が手に入るもの

秋田には、数多くの漬物に代表される発酵食品、冬期間の保存食、米産地としての麹を作る文化などがあり、その中で伝統野菜が継承されてきたのです。

●三関《みつせき》せり

秋田を代表する野菜の一つは、「三関せり」です。年間を通じて清流水に恵まれている湯沢市三関地区で、江戸時代から栽培されています。

当時、東洋一とも言われた「院内銀山」が栄え、せりは盛んに取引されていました。地域で自生するものの中から長期間かけて良いものが選抜されてきたため、色・香り・味ともに優れています。

一番の特徴は白く長い根にあります。寒くなると葉茎よりも根が長く伸びます。古くから山に湧き出る伏流水を利用してせりの栽培を行ってきました。奥羽山脈が太平洋側からの夏の低気圧ややませ（山を越して吹く風）を遮って、西からの午後の日差しがたっぷり注ぐ気候と、農業に熱心な地域の気風とで、高い品質の農産物を作り続けてきました。山からの伏流水は収穫後のせりの水洗いにも用いられます。

収穫は、8月から始まり、厳冬期を通じて3月下旬まで行われ、露地栽培からハウス栽培へとリレーしながら出荷されます。

せりをゆでる時には、沸騰した湯に数秒くぐらせる程度が良く、その後、冷水で冷やしてから食します。せりの根は、おひたしや天ぷら、きんぴらにしてもおいしくいただけます。

秋田名物のきりたんぽ鍋には欠かせない食材です。鍋に入れる時には、食べる直前に入れ、煮込まないことがポイントです。

●ひろっこ

「ひろっこ」はこの地方の早春の野菜の代表で、あさつきの若芽です。秋田弁では小さいもの、いいものに、愛称として「こ」をつける風習があり、「ひろっこ」は秋田では小ぶりなねぎ属やその若芽の総称のように使われています。

雪の下で萌芽した白い芽を、雪から掘り起こして収穫します。気温が低い中、畑で1・5mにも積もる雪から掘り起こす大変な作業です。

大正時代に、旧須川村から栽培が始まったとされます。田畑集落に住む佐藤兵吉が子供の頃のケガがもとで身体が悪かったことから、「ひろっこ」が身体に良いと聞き、種球を入手して自家用に栽培を始めたのが最初だと言われています。

近隣県の山形・岩手・福島でも食されていますが、栽培時に陽に当てて青く育てるものもあり、雪の下で白く育てる秋田とは違い、その形態は地域によります。

親類縁者に分けているうちに評判になり、地域に拡がり、行商でも販売され、ついには特産物になりました。

お浸しや酢味噌あえ、卵とじや茶わん蒸しに入れて食べられています。比内鶏《ひないどり》で出汁《だし》をとったスープに、ひろっこと鶏肉を入れる鍋や、すき焼きの具材としても使われます。

山形県

●民田《みんでん》なす

鶴岡市で江戸時代から親しまれてきたのが「民田なす」です。独特のぷりっとした食感から、漬物で人気を博してきました。手のひらに乗るくらい小さな、ころんとしたなすです。鮮やかななす紺のきれいな色が、民田なすならではと言われます。

松尾芭蕉の句「珍しや山をいではの初なすび」のなすは、なすの品種の中でも最も早生《わせ》の「民田なす」だったのではないかと言われています。ただし、当時の呼び名は「外内島《とのじま》の茄子」、または古文書にでてくる「大梵字《だいぼんじ》（鶴岡の古い地名）の茄子」と呼ばれていたようです。「民田なす」が民田地区で栽培されるようになったのは、おそらく１８００年代以降で、それ以前は外内島地区で栽培されていました。

現在は栽培が少なくなり、まとまった量を出荷する農家はわずかです。漬物に使用されるなすも、皮の柔らかい品種へ移行してきた経緯さえあります。しかし近年、明治時代に作られた民田なすの辛子漬けの人気はやや高くなってきているようです。

●だだちゃ豆

江戸時代の末期に、「八里半《はちりはん》」というえだまめが鶴岡にありました。九里「栗」には及ばないというしゃれからついたと言われています。五十嵐助右ヱ門が栽培した「八里半」を息子の孝太（のちに改姓して太田孝太）が品種改良したのが「ダダガ豆」です（両羽博物図譜による呼び名）。これが「だだちゃ豆」の元となった品種と考えられています。

鶴岡では、お父さんの呼び名は、丁寧の度合いが増すに従って、「だだ」から「だだちゃ」になったと地元では言われていますが、「ちゃ」の由来は「茶豆」からきているのではないかという説もあります。いつから「だだちゃ豆」と呼ばれるようになったかはわかっていません。

鶴岡には現在、「だだちゃ豆」と総称されるえだ豆専用の品種群があります。その中でも、「白山だだちゃ」は最も美味とされ、「だだちゃ豆」が世の中に広く知られるようになったのも、この品種のおかげだと言われています。

莢の表面が茶色い毛で覆われ、ややくびれが深いのが特徴です。その収穫時期は、8月20日過ぎから31日までの10日間ほどです。平成9年に設立した「鶴岡市だだちゃ豆生産者組織連絡協議会」は、「だだちゃ豆」の品種特性の保持と、ブランド向上を目的とし、定義を始め品種・系統、栽培区域を設定しています。「白山」を始め、「早生甘露」など8品種の系統です。収穫時期は7月から9月までで、気温の上がらない早朝に収穫されます。

食べ方としては、塩ゆで、豆ごはんなどがあります。ゆでると独特な香りが立ち、噛むほどに甘味とコクが口に広がります。ビールとの相性が良く、食べ始めると止まらなくなり、どんぶり一つ全部食べてしまう人もいるようです。つぶして「ずんだ」にすると、スープやソースにもなり、スィーツなどのお土産品にもなっています。

東京都

東京にも伝統野菜はあります。東京の伝統野菜は、「**江戸東京野菜**」とも呼ばれます。江戸時代から、明治、大正、昭和へと移り行く時代において、江戸から東京へと食文化を継承してきた野菜です。

主として、多摩地区や、伊豆や小笠原諸島のような島しょ部を含めた都内で栽培されてきました。練馬だいこんや、ごせき晩生《ばんせい》小松菜、金町こかぶなど、約50品目の野菜があり、このような東京の生産者が栽培する野菜を「江戸東京野菜」と呼んでいるのです。

石川県

加賀野菜は、金沢市農産物ブランド協会が認定した野菜です。加賀野菜の定義は、1945年（昭和20年）以前から栽培され、現在も主として金沢市で栽培されている野菜とされています。藩政時代から受け継がれてきた特産野菜を後世に伝え、生産振興や消費拡大に努めています。

「金時草《きんじそう》」「源助《げんすけ》だいこん」「打木《うつぎ》赤皮甘栗《あかがわあまぐり》かぼちゃ」など、15品目が認定されています。

●加賀れんこん

「加賀れんこん」は江戸時代、城中で栽培され、「ハスノ根」として薬用に供されていたと言われています。その後、金沢市大樋町一帯で栽培され、「大樋蓮根《おおひれんこん》」と呼ばれるようになりました。明治時代には、「小坂蓮根」の名前で栽培され、食用れんこんとなりました。現在の「加賀れんこん」の呼び名は、大正時代からのものです。

これまでに様々な品種が導入され、改良されてきました。現在の品種は、「支那白花《しなしろばな》」となっています。植え付けは4～5月で、収穫は8月下旬から翌年の5月中旬までと、長期にわたって出荷できます。一般的には、ポンプを使う「水堀り」で収穫します。柄の短い鍬を使った伝統的な「くわ堀り」もありますが、後継者が少なくなっています。昔ながらのくわ掘りで泥付きのれんこんは、水堀りのものよりも表面が乾きにくく、より鮮度が保たれると言われます。

「加賀れんこん」は、他のれんこんに比べて節がつまっていて、ずっしりとした重量感があります。でんぷん質が多く、粘りが強いのが特徴で、太く肉厚で、シャキシャキ感があります。すりおろすとつなぎなしでまとまるほどもっちりしており、郷土料理の「はす蒸し」になります。

調理の時は、切ってすぐに酢水につけてアクを抜き、ゆでる時にも酢を少々入れると白くきれいに仕上がります。先端はシャキシャキ感が強いのできんぴらに、根本の方はもっちりとした食感が強いので、煮物、焼き物、天ぷらなどに使われます。

●加賀太《かがふと》きゅうり

金沢の極太サイズのきゅうりで、ビールのＣＭで全国にも知られるようになりました。戦前に金沢市久安町近隣の農家７人で栽培したのが始まりと言われます。

福島県から導入された太系きゅうりと、加賀節成《ふしなり》きゅうりが自然交雑して生まれました。果色は黄色から濃い緑色に、形状も三角形から丸みを帯びた形に変化し、戦後まもなく、現在の「加賀太きゅうり」の姿になったようです。

主な産地は、金沢市街地の三馬《みんま》地区から、砂丘地の打木《うつぎ》地区に移りました。4～11月頃に収穫・出荷されますが、旬は初夏～盛夏です。1本500～600gのずんぐりとした瓜状の形をしています。

皮が硬めなので、皮をむいて縦に二つ割りにして種を除き、通常は果肉部分だけを使います。煮込み料理など加熱調理に向いている、珍しいきゅうりです。加熱後の食感はプリプリとして冬瓜《とうがん》のようです。あんかけ料理、酢の物、サラダや漬物などに使われます。

京都府

京都で生産される野菜全般を京野菜と言います。京都は平安京の時代から、すぐれた野菜が国中から集まり、肥沃な土壌と水源、生産者の高い技術により改良が重ねられ、現在まで伝承されてきました。

「京の伝統野菜」は京都府が定義したものであり、「九条ねぎ」や「加茂なす」など全国的に有名なものから、「堀川ごぼう」や「鹿ケ谷《ししがたに》かぼちゃ」など独自の形状を持つ珍しいもの、「水菜」のように全国で栽培されるようになったものまで様々です。

京の伝統野菜の定義
・明治以前に導入されたもの
・京都府内全域が対象
・たけのこを含む
・きのこ、しだを除く
・栽培または保存されているもの及び絶滅した品種を含む
これまでに36品目が認証され、3品目が準じる品目として含められています。

●水菜

今ではすっかりポピュラーになった水菜ですが、自家採取で種をつないでいる京野菜の「水菜」は、通常のものとはかなり違います。1株が3～4kgほどもあり、ひと抱えほどにもなる大株が昔ながらの姿です。
今でも京都の上鳥羽地区において、伝統的な栽培が行われています。以前は、料亭の需要が多く、一般家庭も大人数でしたから、大株が定番でした。しかし、核家族化が進み、サラダ用途が増えたことから、大株の需要は激減しています。他府県でも多く栽培されるようになりました。

在来種の「水菜」は、茎に張りがあり、食べた時にピリッと感じる味わいがあります。古くから、冬を告げる野菜として、鍋や煮炊きに使われてきました。京都では、クジラと水菜を組み合わせた「はりはり鍋」が代表的です。ビタミンC、葉酸、カルシウム、食物繊維が豊富に含まれています。

新京野菜

新京野菜とは、京都市と京都大学と栽培農家が、1997年（平成9年）から取組み始め、新しく誕生させた京都の風土に合った野菜です。農家の収入向上や省エネ栽培、少農薬栽培などを目指した、環境と人に優しい野菜です。

京都市では、その定義を定め、現在次の12品目を認証しています（2020年3月現在）。

「京てまり」（ミニトマト）、「京あかね」（ミニトマト）、「京唐菜《きょうとうな》」（葉とうがらし）、「京の黄真珠《きしんじゅ》」（とうがらしの一種）、「京の花街みょうが」「京ラフラン」「みずき菜」

「京の風鈴かぼちゃ」「京夏豆（さや文月）」「京夏豆（さや葉月）」「京北子宝いも」「京の里だるま」（さといも）

●京ラフラン

2007年（平成19年）頃に、春に出荷できる青菜として開発されました。だいこんと、きゃべつの仲間「コールラビ」の交配で生まれました。「京ラフラン」という名前は、だいこんの学名"Raphanus sativus"（ラファヌス サティヴァス）の「ラフ」と、キャベツの和名「カンラン（甘藍）」の「ラン」を合わせたものです。

茎は太く、「菜花《なばな》」と同じように、抽苔《ちゅうだい》して花蕾《からい》が付いた時点で収穫されます。冬の間からハウスで栽培され、3～5月に収穫されます。

食べ方としては、さっとゆでてサラダにしたり、お浸しや和え物、油との相性も良いので炒め物や天ぷらなどにも向いています。太い茎は、ゆでるとアスパラガスのような食感となり、きゃべつのような甘味もあります。ビタミンCなどのビタミン類を多く含みます。

「ながさき伝統野菜」は、認定制度にはなっていません。地域独特の品種として、江戸時代から自家採取が行われ、各地域で栽培された野菜を言います。現在は、全部で16品目があります。地域の行事、節分や正月の食文化と密接につながっています。

●雲仙こぶ高菜《たかな》

「雲仙こぶ高菜」は中国生まれの高菜で、葉茎に白い大きなこぶができることが特徴の珍しい品種です。戦後間もない頃に、その種が日本に持ち込まれ、雲仙市吾妻町で栽培されていました。

収穫量は少なく、別の野菜と交雑しやすいため、本来の形状が失われて次第に減少して行き、原種が途絶えたと思われましたが、導入者の妻が自家菜園で種を採り、守り続けていました。これを発見した地元の有機農家が、雲仙こぶ高菜を再び広めようと、2003年（平成15年）に、生産者、農業加工組合、農業改良普及センターに呼びかけ、「雲仙こぶ高菜再生プロジェクト」がスタートしました。

みなさんの協力のもと、現在は十数軒の農家で有機栽培が行われており、12月〜3

月が旬です。歴史と風土に根差した稀少な特産野菜となっています。２００５年には、プロジェクトチームの活動が花開き、「食の世界遺産」と呼ばれるスローフード協会の国際本部が進める「味の箱船」計画に登録されました。そのおかげで種が引き継がれ、形状や個性を維持できるように種採りをしながら、栽培が続けられています。

漬物野菜として長く使われてきましたが、こぶの部分は甘味が強いので、サラダとしても食べられます。また、雲仙こぶ高菜の種をマスタードにし、コース料理で提供しているレストランもあります。風味の強いマスタードとなります。

火の通りが早いので、さっと煮たり炒めたり、また、油との相性が良いので、オイル蒸しなどの調理法もお勧めです。シャキッとした食感と滋味が魅力で、ビタミンＣやミネラルも豊富です。

第 4 章

野菜を上手に活かす

野菜嫌いはいつまで続く？

子供が嫌いな野菜といえば、ピーマン、にんじん、ねぎ、セロリなどがあります。これらの野菜は、独特の強い匂いや苦味、辛味などがあります。どちらかというと子供は、野菜嫌いの傾向にありますが、これは親のしつけの問題なのでしょうか。

子供の味覚は、8歳までにその基本が決まると言われています。すなわち、それまでに経験した味覚が、いわゆる「おふくろの味」になるわけです。しかし、それ以降も味覚は進化していきます。それまで苦くてまずかったコーヒーがおいしく感じられたり、辛くて食べられなかったわさびがないと物足りなく感じたりします。

何でもかんでも8歳までに食べさせるのがいいというわけではありません。小さな子供に大人と同じ苦味や辛味のある野菜を無理に食べさせると、かえってそれがトラウマとなり、大人になっても嫌いな野菜として続いていく場合があります。

一般的に野菜は、でん粉質系のものを除き、特有の匂いや味があり、繊維質が多いため、食感としても柔らかくありません。このため、生に近い形で食すると、これらの特徴が味覚に影響を与えます。小さな子供に食べさせる時には、大人と同じ食形態

表示の義務があるもの 特定原材料 7品目	えび、かに、小麦、そば、卵、乳、落花生
表示が推奨されているもの 特定原材料に準ずるもの 21品目	あわび、いか、いくら、オレンジ、カシューナッツ、キウイフルーツ、牛肉、くるみ、ごま、さけ、さば、大豆、鶏肉、バナナ、豚肉、まつたけ、もも、やまいも、りんご、ゼラチン、アーモンド

食品のアレルギー表示（消費者庁：2019年9月）

ではなく、調理や味付けに工夫が必要かもしれません。

大人になっても、にんじんやねぎが嫌いという方は多くいます。まれにトマトが嫌いという方もいるようです。味覚は年齢とともに徐々に変化していきます。より多くの食経験が、より広い味覚の獲得につながるはずです。子供の時分に経験した嫌な記憶が、ずっと断ち切れずにいるものと思われますが、それまでとは異なる調理によって、記憶と異なる味を体験すると、その野菜に対する認識が大きく変わるかも知れません。

なお、特定の食品に対するアレルギーを有している場合には、注意が必要です。現在の食品衛生法（消費者庁・２０１９年9月追加）では、乳や卵など7品目の特定原材料に表示義務があり、りんごやバナナ、キウイフルーツなど21品目には表示が推奨されています。これら以外にも、人によっては特定の食品にアレルギー反応を示す場合がありますので、学校給食や外食の際の飲食には気をつけなければなりません。

また、日本人には牛乳を飲むとお腹がゴロゴロしたり、下痢をしたりする人もいます。これは乳糖不耐症によるもので、牛乳に含まれている乳糖を分解する酵素（ラクターゼ）が欠損しているか、その活性が非常に弱い場合に起こります。牛乳を発酵させたヨーグルトやチーズであれば、そのような症状は低減しますので、これらの食品は比較的多くの方が問題なく食べられます。

年齢とともに食経験が増えると、味覚は広がっていきますが、高齢になると塩分に対する感度などは鈍ってきます。亜鉛欠乏による味覚障害も最近では増えてきていますので、栄養バランスを考えた食事は重要です。様々な野菜を日常の食事に取り入れて、より豊かな食生活を楽しみましょう。

調理法によっても変わる野菜の栄養価

新鮮な野菜はおいしくて、体にも良い栄養素が豊富に含まれています。しかし、生に近い状態で食べることが、必ずしも一番効率の良い栄養素の摂取方法とは限りません。例えば、ビタミン類の摂取という観点からは、それぞれのビタミンの性質から、調理方法を考えなければなりません。

ビタミンとは、３大栄養素である糖質、たんぱく質、脂質が、体内で代謝される際の調節因子となる微量の有機栄養素です（無機栄養素をミネラルと言います）。その溶解性に基づき、油に溶ける脂溶性ビタミン（Ａ・Ｄ・Ｅ・Ｋの４種）と、水に溶ける水溶性ビタミン（ビタミンＢ群８種とビタミンＣの９種）に分類されます。

また、これら13種類のビタミンの他にも、プロビタミンと呼ばれ、体内でビタミンに変化する化合物もあります。野菜に含まれる、赤や黄色の色素であるカロテノイド系色素の一部（β－カロテンなど）は、体内でビタミンＡに変換されるプロビタミンです。

これら脂溶性のビタミンは、水には溶けないため、生の状態や水煮などの調理では、吸収効率が劣ります。にんじんやほうれんそうのように、β－カロテンが豊富に含まれている野菜では、油炒めなどの油調理をすることで、その吸収効率は高まります。

なお、脂溶性ビタミンは体内に蓄積されるため、摂取し過ぎると過剰症を引き起こすこともあります。サプリメントなどを利用している場合には、取り過ぎに注意する必要があります。

一方、ビタミンB_1、B_2、B_6、B_{12}、ナイアシン、葉酸、パントテン酸、ビオチンといったビタミンB群と、ビタミンC（アスコルビン酸）は、水に溶けやすい性質であるため（一部、ビタミンB_{12}のように溶解性の低いものもあります）、長時間の水さらしや水煮などの調理によって、これらの成分は流出し、減少してしまいます。

また、熱や光に対しても不安定であるため、長時間の加熱調理などでは、減少してしまうことがあります。例えば、じゃがいものビタミンCは、比較的熱に安定性が高いと言われており、水煮後でもその60％程度は残存していますが、しゅんぎくでは4分の1程度にまで減少してしまいます。

なお、水溶性ビタミンは体内に蓄積されず、尿中に排出されるため、取り過ぎの心配はありませんが、毎日、必要量を摂取する必要があります。

また、ミネラルでも、野菜に多く含まれているカリウムは水に溶けやすく、はくさいやほうれんそうのような葉菜類では、水煮後に3割程度が失われてしまいます。このように、水溶性の食品成分は、ゆで汁などに溶け出してしまうため、効率的に摂取するためには、鍋物のように汁もいっしょに食する調理法や、水をほとんど使わない蒸し調理などがお勧めです。

年の初めの健康づくり

お正月、年の初めの野菜と言えば、春の七草です。せり、なずな、ごぎょう、はこべら、ほとけのざ、すずな、すずしろ。これら春の七草を正月七日の朝に、お粥に入れて食べるのが七草粥です。七草粥に関する記述は、平安時代に見ることができますが、この風習が一般に広まったのは江戸時代からです。

春の七草は、古くは「若菜」と呼ばれており、旧暦の正月にいち早く芽吹く、春の草を意味しています。その種類は、時代や地域によっても異なっていたようです。寒さの中で摘まれたみずみずしい若菜を、粥に入れて年頭に食べることで、無病息災を祈り、邪気を払って新年を祝いました。

春の七草を使った七草粥は、緑黄色野菜の少ない冬場に、ビタミンやミネラルを補給するとともに、消化吸収の良い粥にすることで、お正月のおせち料理やお屠蘇《とそ》で弱った胃腸を回復させてくれます。現代の栄養学からみても、七草粥はとても理にかなった食べ方と言えます。

これら春の七草には、どのような力が秘められているのでしょうか。

せりはその名のとおり、セリ科の多年草です。鉄、亜鉛、銅、マンガンなどのミネラルが多く含まれており、血流を整え、消化を助けます。高血圧症、冷え症、神経痛、風邪などの予防に効果が期待されます。

なずなは、ペンペン草とかシャミセン草とも呼ばれる、アブラナ科の2年草です。ビタミンA（β-カロテン）や葉酸、ビタミンCなどのビタミン類が豊富で、カルシウムなどのミネラルも多く含まれています。高血圧症、動脈硬化、貧血や風邪の予防や、利尿作用などが期待されます。

ごぎょうは、ハハコ草とかホウコ草とも呼ばれる、キク科の2年草です。咳や痰に良く、風邪の予防に効果が期待されます。また、吐き気や胃の炎症を鎮める効果もあると言われています。

はこべらは、ハコベとかニワトリ草とも呼ばれる、ナデシコ科の2年草です。ミネラルに富み、整腸作用や利尿作用があります。昔から、腹痛に効果のある薬草として使われていました。

ほとけのざは、コオニタビラコ（小鬼田平子）とも呼ばれる、キク科の2年草です。歯痛や筋肉痛などの鎮痛作用や、高血圧症の予防、弱った胃腸にも効果があるとされます。

すずなとはかぶのことで、アブラナ科の1〜2年草です。葉にはビタミンCが豊富で、ビタミンＡ（β－カロテン）やカルシウムなどのミネラルも多く含まれています。便秘や貧血に効果が期待され、解熱効果もあると言われます。また、デンプンを分解する消化酵素であるジアスターゼを含んでいるため、消化を促進し、整腸作用があります。

すずしろはだいこんのことで、アブラナ科の1〜2年草です。葉にはビタミンＡ（β－カロテン）が豊富に含まれており、ビタミンCや葉酸などのビタミン類や、カルシウムなどのミネラルも多く含まれています。便秘や解熱に効果があると言われ、また、消化酵素であるジアスターゼを含んでいるため、消化を促進するとともに、整腸作用が期待されます。

このように、春の七草には、冬に不足する栄養素を補い、疲れた胃腸を回復させるための優れた力があります。お粥とともに、みずみずしい若菜の生命力を吸収し、健康維持を考えた昔の人の智恵には驚きます。

最近では、春の七草がセットになったものや、乾燥されたものがスーパーマーケットなどで売られています。おせち料理に疲れた胃腸を休め、風邪を引かずに健康な一年を送るためにも、正月七日には家族揃って七草粥を食べましょう。

寒い季節は冬野菜で身体を温める

手がかじかむような寒い日には、暖かい鍋料理で体を温めたいものです。鍋料理に欠かせないのが冬野菜です。スーパーマーケットに行くと、一年中いろいろな野菜が出回っているため、その野菜の旬がいつだったのか、分からなくなってしまいます。冬が旬の野菜には、はくさい、キャベツ、ほうれんそう、ねぎ、しゅんぎくなどの葉菜類や、だいこん、かぶ、にんじん、ごぼう、ゆりねなどの根菜類があります。

では、これら冬野菜には、どのような栄養成分が含まれているのでしょうか。はくさいやキャベツ、ほうれんそうなどの葉もの野菜は、寒さが強くなり、霜に当たったりすると、甘味が強くなります。これらの葉菜類は、水分含量が90～95％と高いため、氷点下の気温になると凍りやすく、そのままでは枯死してしまいます。そこで、寒さから身を守るために、光合成によって作られた糖分を葉や根に蓄積し、凍りつくのを防ごうとします。そのため、冬に収穫期を迎えるこれらの野菜では、糖分が高まっており、甘味が強く感じられるのです。

これらの冬に旬を迎える葉菜類では、糖分が増えるだけでなく、ビタミンCの量も多くなっています。野菜のビタミンCは、糖分を基にして合成されます。秋から冬にかけて生育する野菜では、野菜自身に消費されるビタミンCの量が少ないために、夏の暑い時期に育った野菜に比べて、ビタミンCの量は多く残存しています。

ほうれんそうで比較すると、冬に収穫したものは夏のものに比べ、ビタミンCが3倍近く多くなっている場合もあります。ただし、ビタミンCは熱に弱く、水に溶け出しやすい成分ですので、ゆでる時はなるべく短時間で調理しましょう。

他にも冬野菜には、身体を温める効果や、風邪などを予防する効果もあります。その代表とも言えるねぎは、昔から民間療法にも使われてきました。喉の痛みや鼻づまりには、ねぎの葉を二つ割りにして、内側のネバネバした部分を患部に当てて湿布すると良いと言われます。頭痛のする時や風邪を引いた時には、ねぎの白い部分を煎じて飲むと良いと言われています。

ねぎはユリ科ネギ属の植物で、ネギ属の野菜では他にも、たまねぎ、にんにく、にら、らっきょうなどがあります。ねぎの原産地は、中央アジアから中国西部にかけてと言われており、中国では、紀元前から栽培されていました。日本では、古くから全国各地で栽培されており、主な産地は、北海道、埼玉、千葉、茨城、群馬などです。関東では根深ねぎ、関西では葉ねぎ（青ねぎ）が有名です。

ねぎを切ると、ツーンとした独特の刺激臭が出てきます。これは硫化アリルという成分で、発汗や殺菌作用があるため、新陳代謝を活発にし、かぜの予防に効果があります。この成分は、ねぎの白い部分に多く含まれていますので、風邪の予防には白い部分をたくさん食べると良いでしょう。

また、ビタミンB_1の吸収を高めて、新陳代謝を促進するため、疲労回復にも効果があります。漢方では惣白《そうはく》と呼ばれ、血流を良くし、利尿作用や浮腫、頭痛の改善効果があるとされています。

一方、ねぎの青い部分には、ビタミンCやビタミンA、ミネラル類が多く含まれていますので、こちらも有効利用しましょう。

寒い季節に旬を迎えるねぎは、お味噌汁や鍋に入れて食べると、身体がとても温まります。ただし、その有効成分である硫化アリルは揮発性の成分です。長く煮込むと揮発して、その効果は半減してしまいます。火を止める直前にさっと入れて、あまり煮込まずに食べるのが効果的でしょう。

朝採りよりも夕採り野菜

すがすがしい初夏の朝、野菜の直売所などに出かけると、「朝もぎとうもろこし」とか「朝採り野菜」などと書かれた、収穫直後の野菜が店頭に並んでいるのを見かけます。採れたての野菜は、新鮮でおいしいものです。特に、とうもろこしなどの野菜は収穫後も呼吸量が多いため、品温が高いとすぐに鮮度が低下してしまいます。このため、早朝のできるだけ涼しい時間帯に収穫し、糖度が低下しないうちにゆでるのが、おいしいとうもろこしを食べるための秘訣です。

全国のスイートコーンの約半分の生産量を誇る北海道では、日中の気温が30℃を超えるような真夏でも、夜になると15℃前後にまで冷え込むため、夜間の呼吸量は低下します。昼夜の寒暖の差が大きいことで、日中、燦々《さんさん》と輝く太陽の光を浴びて、光合成により蓄積した糖分が、夜間に消耗することが少なく、甘くておいしいスイートコーンになるのです。

最近のスイートコーンは糖度が高く、甘味の強い品種が増えており、生で食べることのできるものも登場しています。糖度が17～18％と高い白いとうもろこしなどは、まさにフルーツ感覚で食べられるものです。収穫後はすぐに、低温庫などに一時保管して品温を下げる予冷を行い、品温を上げずに流通させることが、甘さを維持する上では大切です。

新鮮でおいしい野菜を食べるためには、どの野菜も朝に収穫した方が良いのでしょうか。実はそうではありません。ほうれんそうやこまつななどは、朝よりもむしろ夕方に収穫したほうが、栄養価が高く、鮮度も長持ちします。

ほうれんそうのような葉物野菜では、光合成により作られた葉っぱの細胞に存在する糖分は、夜間の呼吸によって消耗してしまいます。また、ほうれんそうの旬は冬です。本来、寒い季節に育つほうれんそうにとっては、暑い季節に栽培すると、ますますエネルギーの消費を高めます。

実際に、夏に栽培されるほうれんそうでは、朝採りよりも夕採りの方が糖含量が高く、ビタミンCもなんと4割ほど高くなっていました。さらに驚いたことに、収穫後4日過ぎた後のビタミンC含量にも大きな違いが見られ、朝採りでは収穫時の3割前後にまで減っていたのに対し、夕採りでは6割以上が残っていました。

このように、夕採りの方が棚持ちも良く、その上、店頭から買ってきて家庭で食べる時の栄養価となると、収穫した時以上に大きな差があるということになります。

一般的に、朝採り野菜は新鮮で、栄養価も高いといったイメージがあります。確かに、スイートコーンのような果菜類では朝もぎがおいしいのですが、ほうれんそうやこまつなのような葉菜類では、夕採りの方が栄養価が高く、鮮度も長持ちする上に、健康に良くないとされる成分も少なくなります。

野菜は旬に食べるのが、栄養性からもおいしさからも一番ですが、季節だけでなく収穫時刻によってもこのような違いが見られることもあるのです。

それにしても、このように良いことずくめの夕採りほうれんそうですが、店頭に並んでいるのはあまり見かけません。夕方に収穫するとなると、収穫後の選別作業や流通体制まで見直さなければなりません。しかし、ほとんどの産地では、まだそのような状況に対応できていないのです。

近い将来には、夕刻のお店に行くと、夕採りの野菜が並んでいる日が来るかも知れません。

暑い季節は夏野菜で疲労回復

寝苦しい夜が続く蒸し暑い夏には、食欲は減退し、体力も消耗して、なかなか疲れが取れません。このような季節には、身体を冷やす効果があり、消化促進と抗酸化力の向上が期待できる夏野菜がお勧めです。トマト、きゅうり、なす、にがうり（ゴーヤ）、レタス、オクラ、えだまめなどは、夏に旬を迎える夏野菜です。

旬の時期に収穫された野菜は、栄養価が高くなっており、味もおいしくなっています。太陽の光を燦々と浴びて育った夏のトマトでは、温室育ちの冬のトマトに比べ、ビタミンCが4割ほど多くなっています。きゅうりでも、冬に比べて旬の時期の夏では、ビタミンCが2倍以上になっているものもあります。

大量に汗をかいたり、水分を取り過ぎたりすると、体内のミネラルが不足することがあります。また、強い日差しを浴びて、紫外線による活性酸素が蓄積すると、シミやソバカスの原因になります。さらには、老化を促進したり遺伝子を傷つけたりして、ガンを引き起こすきっかけにもなります。

蒸し暑い屋外と冷房の効いた部屋を出入りしていると、急激な温度や湿度の変化に身体がついていけずに、自律神経の働きが鈍り夏バテになってしまいます。このような時には、夏野菜が効果を発揮します。夏野菜にはビタミンやミネラルが豊富で、水分や抗酸化成分もたっぷりと含まれているため、夏バテ防止だけでなく、美容やアンチエイジングにも効果を発揮します。

きゅうりやなすには水分が多く含まれており、身体を冷やす効果があります。また、きゅうりには、ビタミンＣやβ－カロテンなどの他、カリウムなどのミネラルも豊富に含まれており、美肌効果や利尿作用が期待されます。

なすには、ビタミンやミネラル以外にも、アントシアニン系の色素であるナスニンと呼ばれるポリフェノールが多く含まれ、アンチエイジング効果や、ガンの予防効果も認められています。

レタスやオクラについても、ビタミンＣやビタミンＥ、β－カロテンなどの抗酸化力の高いビタミン類が多く含まれ、紫外線によるシミ、ソバカスの発生を抑制し、細胞レベルにおいて老化を防止するアンチエイジングの効果があります。

なお、レタスに含まれるビタミン類は、一般的な玉レタスよりも、リーフレタスやサニーレタスの方がはるかに多くなっています。また、オクラにはネバネバの成分であるムチンが含まれていますが、この成分は胃の粘膜の保護や、消化促進にも効果があります。

にがうりには、ビタミンＣやβ－カロテンが多く含まれ、疲労回復や美肌効果、夏バテ予防にも効果を発揮します。特に、にがうりに含まれるビタミンＣは、加熱しても壊れにくいため、加熱調理によるロスが少なく、その量もレモンに匹敵するほどです。また、にがうりの苦味成分であるモモルデシンには、血糖値の降下作用や食欲増進の効果などがあり、夏バテ気味の疲れた身体には最適の食材と言えます。

最も手軽に食べられる夏野菜はトマトです。トマトには、黄色い色素のβ－カロテンと、赤い色素のリコペンが豊富に含まれています。これらはともにカロテノイドと呼ばれる色素の仲間で、β－カロテンは身体の中でビタミンAに変わります。リコペンは、抗酸化力がβ－カロテンの2倍、ビタミンEの100倍とも言われる極めて強い抗酸化力を持つ成分です。

真夏の太陽を浴びて育った真っ赤なトマトには、このリコペンが多く含まれるため、シミ、ソバカスの原因となる活性酸素を除去するとともに、メラニン生成に関わる酵素、チロシナーゼの活性を抑制するため、美肌効果のあることが知られています。また、リコペンには強力な抗酸化力があるため、ガン、動脈硬化、糖尿病、肥満などの予防にも効果があると言われています。

なお、生のトマトに含まれているリコペンの大部分は、トランス型という身体に吸収されにくい形をしています。しかし、加熱することにより、吸収されやすいシス型に変化します。また、リコペンは水に溶けづらい脂溶性成分であるため、油と一緒に摂ることによって身体への吸収が高まります。オリーブオイルを使って加熱調理するイタリア料理は、トマトに含まれるリコペンを効率的に摂れる食べ方なのです。

暑気払いには「何と言ってもビール」という方も、多くいらっしゃるのではないでしょうか。そんなビールのお供には、えだまめがうってつけです。大豆の未熟種子であるえだまめには、ビタミンB_1、ビタミンCやβ-カロテンなどのビタミン類が多く含まれ、疲労回復や夏バテ予防に効果があります。さらに、メチオニンというアミノ酸を多く含むため、アルコールから肝臓や腎臓を守る働きもあるのです。

このように、夏バテ予防や疲労回復に優れた効果を有するのが夏野菜です。旬の季節に豊富に出回るこれらの野菜を上手に活用して、疲れた身体をいたわり、暑い夏を乗り切りましょう。

日の当たらない優良野菜　もやし

最近は豆類を発芽させた豆苗《とうみょう》をはじめ、スプラウトと呼ばれる発芽したての若芽を食する野菜が数多く登場しています。その中でも、昔から食べられ、野菜炒めに欠かせない野菜と言えば、もやしです。

炒め物にも、煮物にも使われる野菜ですが、他の野菜に比べると目立たない存在です。青白い顔をしたひ弱な子供をもやしっ子と言うように、日の当たらない環境で育つもやしには、あまり栄養がないように思われがちです。実際のところ、いったいどうなのでしょうか。

もやしの原料は、緑豆や大豆、ブラックマッペといった豆類です。これらの原料豆の産地は大部分が中国です。しかし、もやしの栽培自体は日本国内において、安全かつ衛生的な環境の下で、新鮮さが保持できるように行われています。

もやしには、その原料になる豆の種類によって、それに適した料理があります。最も一般的な緑豆もやしは、軸が太くてシャキシャキ感があり、甘味もあるため、炒め物や鍋物の他にも、サラダや和え物など広い用途に使えます。それに対して、大豆もやしは独特の歯ごたえがあり、青臭みも強いので、ビビンバやナムルなどの韓国料理、スープの出汁《だし》などの加熱調理に向いています。ブラックマッペのもやしは、緑豆もやしよりも軸が細く、青臭みも少ないために、味噌汁やラーメンの具、鉄板焼きの付け合わせなどに向いています。

もやしの栄養的な特徴は、種子としての豆類とは少し異なります。豆類には良質のタンパク質、炭水化物、食物繊維、ビタミンB群やミネラルが含まれています。これらは発芽することにより、タンパク質の一部はアミノ酸に、でん粉のような炭水化物は糖に、脂質の中の飽和脂肪酸は不飽和脂肪酸に変わります。さらに、種子にはほとんど含まれていなかった、ビタミンＣや消化酵素のアミラーゼが著しく増加します。

もやしは発芽することで、アスパラギン酸が増加します。アスパラギン酸はエネルギーの代謝を助け、疲れを取り除く効果のあるアミノ酸です。ビタミンＣは身体の免疫力を高め、ウイルスに対する抵抗力を強化したり、疲労回復にも効果があります。原料の豆類に豊富に含まれるビタミンB_1は、糖の代謝に必要なビタミンで、食事から摂った糖分をエネルギーに変えると同時に、筋肉中の疲労物質である乳酸を除去してくれます。

発芽する過程で増えてくるアミラーゼは、種子に含まれている炭水化物を分解し、豆が生長するために必要なエネルギーを得るための酵素です。消化酵素でもあるこのアミラーゼがもやしにも含まれているため、私たちの胃腸の働きも助け、食欲不振を解消してくれます。また、２％前後含まれている食物繊維は、大腸の蠕動《ぜんどう》運動を活発にし、腸内の有害物質の排出を促進するとともに、腸内細菌の活動を良好に保ち、便秘や肥満を予防します。

発芽過程で新たに生まれた栄養成分をしっかりと摂るためには、鮮度も重要となります。芽や根の色の変化に注意するとともに、軸がパキッと折れる新鮮なものを選びましょう。

もやしを調理する際には、軽く水洗いをした後に、薄い酢水に通すと甘味がいっそう引き立ちます。調理に当たり、注意したい点が一つあります。あまり時間をかけて加熱し過ぎると、発芽過程で増えたはずのビタミンCやアミラーゼの効果が減ってしまいます。あのシャキシャキとした食感もなくなってしまいます。家庭での調理時間としては、熱湯でゆでる場合は1分以内で十分です。炒める場合でも、シャキシャキした食感が残った状態で食べるようにすると良いでしょう。

中国では昔から、滋養強壮や疲労回復に効果があるとされ、沖縄では長寿の秘薬とも言われているもやし。もやしには、胃腸の働きを助け、食欲を回復させるとともに、疲労回復に必要な成分が入っています。ただし、もやしの成分の9割以上は水分です。わずかな量を食べただけでは、これらの効果は期待できません。

幸いなことに、価格の面から見ても、もやしは野菜の優等生です。疲れがたまっている時や食欲がない時などには、野菜炒めや鍋物に少し多めのもやしを入れて、食べてみてはいかがでしょうか。

雪の下で貯蔵したキャベツは甘い？

最近では、どこのスーパーマーケットに行っても、輸入野菜やハウス栽培などの緑黄色野菜が年中並べられており、寒い季節にも野菜不足になる心配はなくなりました。しかし、できることなら地元で採れた野菜を安心して食べたいものですが、やはり冬の食卓に不足しがちなのが、新鮮な生野菜です。

雪が多く降る地域では、冬の間、雪の下に野菜を貯蔵しておく「雪室貯蔵」が昔から行われてきました。雪の下では、野菜が凍るのではないかと思われるかも知れませんが、大丈夫なのです。外気温が氷点下10℃以下になるような厳しい寒さでも、雪の下の温度は、家庭の冷蔵庫のチルド室くらいなのです。冷たく感じる雪ですが、空気を含んで積み重なることで、断熱材の役割を果たすのです。

雪が多く積もる、北海道北部の上川地方は、春先まで雪の下でキャベツを越冬させる「雪中貯蔵キャベツ」の産地となっています。雪の中で貯蔵したキャベツは、甘味が増しておいしくなると言われますが、なぜでしょうか。

一般に、越冬野菜は寒さで凍りつくのを防ぐために、自ら糖分を葉や根に蓄積して、耐寒機能を高めます。このため、冬に収穫時期を迎える野菜は、他の収穫時期のものに比べ、糖分が高くなります。

しかし、雪中貯蔵したキャベツの糖分は、貯蔵する前と比べて、大きな違いはないのです。旨味や甘味にも影響を及ぼす遊離のアミノ酸は、貯蔵中に増加します。ただし、甘味を呈するアミノ酸だけが特別増えているという訳ではありません。これに対し、辛味成分は減少しているのです。すなわち、雪中貯蔵キャベツがおいしいのは、糖分が増えるためではなく、辛味成分が減って旨味成分が増えるため、相対的に甘くなったと感じられるためなのです。

雪中貯蔵では、キャベツ特有の機能性成分にも変化が生じています。胃の粘膜を保護し、胃潰瘍などを予防するビタミンUは、冬に収穫されるキャベツで高い傾向にあります。さらに、これを雪中貯蔵することにより、4倍程度まで高めることができるのです。この時、ビタミンCは、貯蔵を開始して2週間程度で半分近くまで減りますが、その後はほぼ一定の値で変化しません。

夏キャベツでは、ビタミンC含量が高いため、夏バテ防止に効果を発揮します。冬キャベツはビタミンU含量が高いので、忘年会シーズンの胃の粘膜を保護してくれます。さらに、雪中貯蔵したキャベツでは、ビタミンU含量が一段と増えているため、送別会シーズンの胃の粘膜を強力に保護してくれることでしょう。

寒さでおいもはおいしくなる

いも類は、冬を越えると甘味が増すと言われます。じゃがいもやながいもは、低温で貯蔵すると、でん粉が分解して糖に変わるため、糖分が増加します。しかし、すべてのじゃがいもが、低温で貯蔵することによって甘くなるわけではありません。

「メークイン」を2～4℃くらいの低温条件で貯蔵すると、春先には糖分の量が4倍程度まで増加するため、食べた時の甘味にも影響を及ぼし、おいしくなったと感じることができます。これは、低温で貯蔵することで、ブドウ糖や果糖といった還元糖が増加するためで、「男爵いも」などの家庭で調理に使われる品種は、同様の変化をします。また、小ぶりで黄色い肉色の「インカのめざめ」では、低温貯蔵でショ糖（砂糖の成分）が増加するため、他の品種よりも一段と甘味が強くなります。

これに対し、ポテトチップス向けなどの加工用品種では、低温貯蔵しても糖分がほとんど増加しないものもあります。糖分の高いじゃがいもを使って、油で揚げてフライドポテトやポテトチップスに加工すると、焦げたような褐色に変色してしまいます。

また、アクリルアミドという人体にとっての有害物質も生成されてしまいます。このため、油加工に用いるじゃがいもは、貯蔵中にできるだけ糖分が増えない方が望ましいのです。

このように、根もの野菜などでは、越冬貯蔵することにより成分が変化しておいしくなることが知られています。雪国では昔から、野菜の冬期貯蔵法として、氷室や雪室が使われてきました。最近では、雪氷貯蔵庫とかアイスシェルターとも呼ばれる低温貯蔵施設が北海道などの寒冷地域に建設され、野菜以外にも米や豆類の貯蔵に使われています。

これまでの電気エネルギーを使った低温貯蔵庫に比べ、雪氷貯蔵庫のような自然冷熱エネルギーを使った貯蔵施設では、5℃前後に保たれる電気冷蔵施設よりも低い温度条件（0～2℃）を、極めて少ないエネルギー消費で作り出すことができます。クリーンでかつ安全な自然エネルギーを活用したこのような貯蔵方法は、二酸化炭素などの温室効果ガスを排出することがほとんどないため、地球にも優しい貯蔵方法であると言えます。

目には見えない野菜選び

みなさんは、お店では、何を基準に野菜を選んでいますか。大きさ、見た目、産地、値段、いろいろな着眼点があるかと思います。色は薄いものよりも濃いもの、形は大きいものよりも小さいものの方が、一般的には味が濃く、しっかりとした食感のものを入手することができます。

しかし、実際の味は食べてみなければ分かりません。同じみかんを食べるのなら、酸っぱいものより甘いものを選びたいものです。以前は、同じ産地のみかんを買っても、味に当たり外れがあったのに、最近では程良い甘さと適度な酸味が保たれていますが、なぜでしょう。

店頭で売っている果物に、「糖度〇〇度」といった表示を見かけることがあります。これは光センサーと呼ばれる選別技術が使われているからなのです。これまでは、抜き取り検査により糖度が調べられていたため、検査したものの値と、実際に買ってきたものの値とでは違うこともありました。最近では、農協などの選果施設で、中身を切って調べなくとも糖度が分かる、光センサーを使って検査しているため、一定の糖度を超えたものだけを出荷できるようになり、ハズレを引くことはなくなったのです。

青果物に傷つけることなく、その内部品質を評価する方法を、非破壊評価法と言います。非破壊評価の手法としては、光学的手法、電磁気学的手法、力学的手法などがありますが、光センサーのような光学的手法が広く用いられています。光学的手法で用いられる光の種類には、紫外線、可視光線、赤外線など様々ですが、近赤外線（赤色に近い波長の赤外線で人の目には見えない）を利用した方法が、青果物の選別技術に多く使われています。

このように、人の目には見えない光を、トマトやメロンなどの青果物に当てると、青果物中の糖度や酸度に応じて特定の波長の光が吸収されるため、その吸収された光の量を計測することによって、青果物の味や熟度が判定できるのです。

最近、北海道では、じゃがいものでん粉価やながいもの乾物率（水分以外の固形分の量）を、光センサーによって非破壊的に計測する技術も開発されています。

じゃがいもは、品種によって調理の用途が使い分けられていますが、でん粉価によっても異なります。例えば、でん粉価が16％の「男爵いも」は、おいしいこふきいもになります。しかし、これをカレーやシチューに使うと煮くずれしてしまい、でん粉が溶け出てくるため、味にも影響が及びます。逆に、でん粉価が12％の「男爵いも」

は、こふきいもにはなりませんが、カレーやシチューに入れても煮くずれはせず、遊離アミノ酸が豊富なため旨味が出ます。このように、同じ品種のじゃがいもであっても、その調理特性はでん粉価によって大きく変わるのです。

ながいもは、栽培条件によって乾物率に違いが見られ、乾物率が15％を下回ると、低温で保管していても腐りやすくなります。また、同じ畑から採れたながいもでも、生食時のシャキシャキ感や、すりおろした時の粘りには個体差があります。

最新の光センサー技術を使うと、じゃがいものでん粉価を1秒間に3個測定し、別々に仕分けすることが可能なのです。また、ながいもの乾物率や粘りを、すりおろさずに光を当てるだけで、推定することも可能です。目には見えない光を使った非破壊評価法を活用して、味だけではなく調理特性の違いに基づいて選別した青果物が、店頭に並ぶ日が来るかも知れません。

野菜の硝酸塩で健康になる

これまで長い間、野菜に蓄積される硝酸塩は、人体にとって有害な成分であると考えられてきました。本来、硝酸塩は、野菜の生育にとって必要な窒素栄養源の一つですが、肥料のやり過ぎや、光が足りない条件で生育すると、濃度が高まります。特に、ほうれんそうやこまつなでは硝酸塩が蓄積されやすく、栽培上の様々な基準が設けられていました。

硝酸塩は人の体内で亜硝酸塩に還元されると、メトヘモグロビン血症が発生したり、発ガン性のあるニトロソアミンが生成するおそれがあると言われてきました。確かに、ヨーロッパでは、胃酸の分泌の少ない生後3カ月未満の乳児で、メトヘモグロビン血症の発生例が報告されています。ニトロソアミンは発ガン物質として分類されていますが、野菜に含まれる硝酸塩とガン発生率との間には関係性は認められず、動物実験ではむしろガンの発生を抑制するデータも示されています。

驚くことに、最新の研究データでは、硝酸塩が私たちの健康に役立っているとのデータも数多く出てきています。これらのことから、農林水産省の「農業技術の基本指針Ⅱ－1⑵有害物質等のリスク管理措置の徹底」の中から、「野菜の硝酸塩対策」が削除されました（2017年3月）。

ほうれんそうやこまつな以外にも、私たちが日常的に食べている野菜には硝酸塩が多く含まれており、摂取された硝酸塩は小腸から血中に吸収されます。その大部分は尿から排泄されますが、一部は唾液とともに口腔内に分泌されます。口腔内に存在する硝酸還元細菌によって亜硝酸イオンへと還元されたものが、胃の中へ流れ込みます。胃の中は、胃液により強酸性となっているため、亜硝酸イオンは様々な化学反応を経て、一酸化窒素（ＮＯ）が生成します。この一酸化窒素は、血管拡張作用があり、胃液の分泌促進にもつながります。さらに、ピロリ菌などの胃内の微生物に対する静菌・殺菌作用や、抗血小板凝集作用、神経伝達作用などの効果があることも知られています。

亜硝酸塩は以前から、動物実験によって血圧低下作用のあることが知られていました。これは食餌（人間の食事）として摂取した亜硝酸塩が、一酸化窒素へと変化して、血中に存在するためであることが分かってきました。しかし、血中に存在しているのは数秒と極めて短いため、硝酸塩を含む野菜を日常的に摂取することが、体内の一酸化窒素を維持することにつながるものと考えられます。

このように、今世紀に入ってからの様々な研究成果から、硝酸塩の人体に対する影響は、これまで言われてきたこととは大きく異なってきました。有害物質とみられていたものが、健康に有益な物質へと、その評価が変化したのです。しかし、過剰摂取による健康リスクを受けやすい人たちもおりますので、注意は必要です。

先にも述べたように、メトヘモグロビン血症は、胃内のpHが高い乳児では発生リスクが高いため、3カ月以上になるまでは、硝酸塩濃度の高い野菜の摂取は避けるべきです。また、妊婦や特定の酵素疾患などを有する人も、メトヘモグロビン血症を起こしやすいため、注意が必要と言われています。

食物繊維の大切な役割

日本人に、いま一番足りない食品成分は、食物繊維です。食物繊維を多く含む食品には、野菜の他にも、穀類、豆類、いも類、きのこ類、海藻類などがあります。

近年、これらの食品をあまり食べなくなったことで、食物繊維の摂取量は減少の一途をたどっています。終戦直後の1947年には、日本人1人当たりの1日の摂取量は27・4gでしたが、欧米型の食生活が広まった1965年には、15・7gにまで大幅に低下し、その後も徐々に減り続けています。

現在の日本人成人（18歳以上）における食物繊維摂取量の中央値は、13・7gとなっており、特に、20代では12・4gと、その落ち込みは顕著です。厚生労働省が国民に対して呼びかけている食物繊維の目標摂取量は、成人1日当たり、男性で21g以上、女性で18g以上とされています（『日本人の食事摂取基準　2020年版』）。現状は、これらの目標値からは程遠い状況にあります。

食物繊維の重要性が広く認識されるようになったのは、食生活の乱れや運動不足から生活習慣病が増大し、その原因の一つが食物繊維の摂取量の少なさにあると指摘されてからです。

食物繊維と一口に言っても、大きくは2種類に分れます。水に溶ける水溶性食物繊維と、水に溶けない不溶性食物繊維です。体内での働きもそれぞれ異なっています。

一般に、食物繊維と聞いて思い浮かべるのは、不溶性の方ではないかと思います。ごぼうや焼き芋などを食べて、口の中に残るものがそれです。一方、水溶性の食物繊維はヌルヌル、ネバネバしたもので、昆布やわかめなどの海藻類、さといもやこんにゃくの他、野菜や果物などに多く含まれています。

水溶性食物繊維の大きな働きの一つは、血中の悪玉コレステロールを低下させることです。ＬＤＬコレステロールのような悪玉コレステロールは、動脈硬化の要因とされています。水溶性食物繊維には、それを抑止する効果があります。また、血糖値の急激な上昇を抑えたり、血圧を下げる働きもあり、糖尿病の予防にも効果があるとされています。

さらに、腸内における悪玉菌の増殖を抑え、善玉菌を増やして免疫力を高めるとともに、腸内細菌によるビタミン類の合成にも関与しており、老化の防止にも力を発揮します。

一方、不溶性の食物繊維の最大の働きは、便秘の解消にあります。便秘が起きる大きな原因は、大腸の蠕動運動にあります。これが弱いと、便を直腸の方へ押し出すことができず、消化された残りが大腸内に長く留まってしまいます。

食が細く胃腸の弱い人、運動不足で体力が低下した人、お年寄りや中高年で腹筋が弱った人などに起こりがちです。このような、大腸の蠕動運動が弱ることによって起こる便秘を弛緩性便秘といい、日本人の女性に多く見られます。

弛緩性便秘は、大腸内に便がたまっている間に水分がどんどん吸収されて、便が固くなっていくことから始まります。便の動きはますます鈍くなり、ついには止まってしまいます。その結果、便はたまっているのに、便意を催さないという状態に陥ってしまいます。

不溶性食物繊維が便秘に効果的なのは、水分を保持しながら、数倍から数十倍に膨らむ膨潤性という効果によります。食物繊維をたっぷり摂ると、水分を吸収して便を柔らかくし、同時に膨らむことによって体積が増加します。その結果、腸壁が刺激されて腸の蠕動運動が活発になります。これにより便がスムーズに押し出され、便通が良くなるのです。

不溶性食物繊維のさらなる効果としては、発ガン物質を大腸内から除去してくれる、いわゆるデトックス効果があります。大腸ではなぜ、発ガン物質が作られるのでしょうか。

それには胆汁酸が関係しています。胆汁酸は脂肪を消化するために肝臓から分泌され、これが大腸に運ばれると、腸内細菌の働きによって二次胆汁酸という物質になります。ところがこの時、便秘やその他の原因で腸内細菌の働きが正常でないと、胆汁酸の代謝がうまくいかず、発ガン物質の生成へとつながるのです。

これが腸の粘膜を刺激して、イボ状のポリープを形成し、さらには大腸ガンを発生させます。特に便秘によって便通が悪かったり、腸内を通過するのに時間がかかったりすると、便中の発ガン物質の濃度が高まり、よりガン化しやすくなります。

普段から野菜をしっかりと食べ、食物繊維を十分に摂っていれば、その可能性が低下します。食物繊維には、水分の他にも塩類や脂肪などを吸着する働きがあり、この時同時に発ガン物質も取り込んでくれます。その結果、有害物質は体外に排出され、ガンの発症リスクも低下するのです。

緑黄色野菜には、β‐カロテンが豊富に含まれています。太陽の光を燦々と浴びて育った野菜には、ビタミンCも豊富に含まれています。これらの成分は、高い抗酸化能力を有しており、ガンの引き金となる活性酸素を消去してくれます。野菜にはガンの発症リスクを低減する成分が、いくつも含まれているのです。

野菜や穀類、豆類やいも類を中心とする、従来からの日本型食生活では、不溶性の食物繊維をたっぷりと含む料理が、毎日の食卓にのぼっていました。きんぴらごぼう、ほうれんそうのおひたし、春菊の胡麻和え、いもの煮っころがしなど、和食には定番の料理ばかりです。しかし現在では、これらの料理はたまにしか口にしないという人の方が多くなっており、食物繊維の摂取量は減るばかりです。現在の食生活を今一度見直し、野菜を活用した食事を考えることが、これからの私たちの健康を支えてくれることでしょう。

スローフードと食育

いま世界では、和食ブームが起きています。和食はユネスコの無形文化遺産にも登録され（2013年12月）、その健康的な食事内容と、文化的な結びつきが注目されています。新鮮で多様な食材とその持ち味の尊重、栄養バランスに優れた健康的な食生活、自然の美しさや季節の移ろいを表現した盛りつけ、正月行事などの年中行事との関わり、このような観点から世界的な評価を受けているのです。

しかし、現在の日本においては、このような伝統的な食文化が失われつつあるとともに、食生活の乱れや食料自給率の低さなど、食にまつわる問題は山積しています。

ヨーロッパの国々においても、自国の食文化が失われつつあることに憂いを持つ人々が、「スローフード」という考え方を広めています。スローフードとは単に、地元にある優れた食材を使って、おいしい料理をゆっくりと食べようといった、ファストフードに対峙する考え方にとどまりません。

消えつつある伝統的な食材や、それを作る生産者を守り、自国の食文化とそれを支える味覚を次の世代に伝えていくために、現在の食のあり方について、改めて問い直す意味が込められているのです。

スローフード運動は、北イタリアのブラという小さな町で、1986年に始まりました。スローフード協会が設立され、3本の柱からなる「スローフード宣言」が出されました。①消えていくおそれのある伝統的な料理や食文化を守る。②良質な食材を作る生産者を守る。③子供をはじめ消費者全体に味覚教育を進める。この動きは世界中に広まり、現在、日本を含む160カ国以上で、約10万人の会員が活動しています。食の大切さを訴え、食生活の改善を促すために、わが国においては2005年に「食育基本法」が制定されました（2015年9月最終改正）。食育の目的は、様々な経験を通して、安全な食べ物を選択する能力や、食に関する知識を身につけ、健康で豊かな生活を実現することにあります。人が生活していく上で最も大切な事柄として食育があり、その基本となる考え方は、スローフードにつながります。

私たち一人ひとりが、健全で安心できる食生活を送ることができるようにするためには、大人にとっても食育は重要な意味を持ちます。食育という言葉には、とても広い意味が含まれています。「食の安全」「食を通したしつけ」「食生活の改善」「食文化の継承」「農業・食料問題」、そして「環境問題」までもが含まれています。

常日頃から食について関心を持ち、食品や食文化に関する知識を深め、自ら考える習慣を身につけるための取り組みが食育です。緑黄色野菜をはじめ、いも類、豆類、穀類などをふんだんに使った、従来からの日本型食生活を見直すことが、食育の実践につながるのではないでしょうか。

【参考文献】

伊藤貞嘉・佐々木敏監修「日本人の食事摂取基準（2020年版）」第一出版（2020）
科学技術・学術審議会資源調査分科会「日本食品標準成分表2015」文部科学省（2015）
加藤淳「北海道発　農力最前線」BABジャパン（2007）
加藤淳「おいしい北海道やさい」キクロス出版（2018）
札幌商工会議所編「北海道産食材ハンドブック」札幌商工会議所（2018）
食品機能性の科学編集委員会「食品機能性の科学」産業技術サービスセンター（2008）
実教出版編修部「オールガイド食品成分表2019」実教出版（2019）
鈴木芳夫編著「野菜栽培の基礎知識」農文協（1996）
全国調理師養成施設協会編「オールフォト食材図鑑」調理栄養教育公社（2004）
玉村豊男「世界の野菜を旅する」講談社現代新書（2010）
船津保浩・竹田保之・加藤淳編著「食べ物と健康Ⅲ　食品加工と栄養」三共出版（2017）
矢澤一良監修「日本食およびその素材の健康機能性開発」シーエムシー出版（2016）
渡辺和彦編著「肥料の夜明け」化学工業日報社（2018）

【協力】　一般社団法人　日本野菜ソムリエ協会

おわりに

野菜をはじめとする食品に関する最近の話題は、健康機能性やダイエットに関するものが溢れており、毎日のようにテレビや雑誌で取り上げられています。特定の食品を食べることで、病気が治ったり健康になると信じたり、逆に、ある食品の影響で、病気になったり健康を害すると信じることを、「フードファディズム」と言います。

「今よりももっと健康になりたい」「いつまでも健康でいたい」と思う気持ちは、誰にでもあります。しかし、誤った情報や偏った情報を基に、偏執的な食生活を送ることは、かえって健康を害することにつながります。

私たち一人ひとりが、自らの食生活を見つめ、その食品を食べることの意味を知り、好ましい食習慣や安全な食べ物を選択するための能力を身につけることが必要です。「食育」とは、食を通して生きることを学ぶことです。

毎日の食卓に上る身近な野菜が、誰によって育てられたものなのか、どのようにして栽培されたものなのか、環境問題も含めた食の背景を知り、その野菜を育てた自然に感謝し、食べることのできる喜びを感じられる心を育てること、このことが本来の食育につながるものと思われます。

国連の気候変動に関する政府間パネル（ＩＰＣＣ）によると、地球温暖化が世界に与える影響として、今後１・５～２・５℃の気温上昇で、水不足の被害を受ける人口が数億人増加し、最大で３割の生物種が絶滅の危機にさらされると指摘しています。

農作物の生産量に関しては、気温の低い一部の高緯度地域では、増加するところもありますが、低緯度地域では気温上昇に適応できない作物が多く、生産量の減少により、飢餓の危険性が増大すると予測されています。さらに、３℃を超える気温上昇があると、世界全体の作物生産量が減少に転じると警告しています。

ＩＰＣＣの特別報告書『１・５℃の地球温暖化』（２０１８年10月）によると、地球温暖化を１・５℃に抑えれば、人間と自然生態系にとって明らかな利益となり、より持続可能で公平な世界を確保することに資する可能性があると報告しています。

気候変動の脅威に対するグローバルな対応策を待つだけではなく、私たち一人ひとりが食品ロスをなくし、地産地消を意識するなど、日常の食生活を見直すことで、国連が国際目標として掲げる「持続可能な開発目標（ＳＤＧｓ）」にもある、飢餓をなくし、海や陸の豊かさを守ることにもつながるのではないでしょうか。

最後になりましたが、本書の執筆に際しては、数多くの諸先輩方の書籍や文献、そして厚生労働省や農林水産省など政府関係のホームページ、日本野菜ソムリエ協会ホームページ、各地域の行政・農協・商工関係のホームページなども参考にさせていただきました。

野菜ソムリエ上級プロの萬谷利久子さんには、第2章の野菜ソムリエと第3章の伝統野菜に関する内容の調査、各種情報や話題の提供など、多大なるご協力をいただきました。

また、本書の企画段階から、貴重なご助言と多大なお力添えをいただいた、出版プロデューサーの山口晴之氏に感謝いたします。

2020年9月

加藤　淳

加藤　淳（かとう じゅん）
名寄市立大学 保健福祉学部栄養学科 教授（農学博士）。北海道立総合研究機構道南農業試験場、同中央農業試験場、同十勝農業試験場、オーストラリア・クイーンズランド大学などで、野菜・豆類・穀物の品質、加工適性、機能性などについて研究。国内外における講演や、書籍の出版、各種メディア出演などを通し、食育活動や企業向けの技術支援などに取組んでいる。主な著書に、『おいしい北海道やさい』（キクロス出版）、『あずき博士が教える「あずき」のチカラはこんなにすごい！』（KK ロングセラーズ）、『小豆の力』（キクロス出版）などがある。

萬谷　利久子（ばんや りくこ）
本書 第2章「野菜ソムリエ」、第3章「伝統野菜」の情報提供・監修。野菜ソムリエ上級 Pro（日本野菜ソムリエ協会講師）。日本野菜ソムリエ協会で受講生向けに講師を務めるとともに、北海道6次産業化プランナーとして、生産者の商品開発をマーケティング分野でサポート、また地域における観光コンテンツづくりも支援している。北海道大学大学院国際広報メディア・観光学院デスティネーションマネージャー。

カバー・本文のイラストは、野菜大好きな北海道在住のイラストレーター、中井亜佐子が担当。

野菜をまいにち食べて健康になる

2020年11月26日　初版発行

著者　加藤 淳

発行　株式会社 キクロス出版
〒112-0012 東京都文京区大塚 6-37-17-401
TEL.03-3945-4148 FAX.03-3945-4149

発売　株式会社 星雲社（共同出版社・流通責任出版社）
〒112-0005　東京都文京区水道1-3-30
TEL.03-3868-3275 FAX.03-3868-6588

印刷・製本　株式会社 厚徳社

プロデューサー　山口晴之

ISBN978-4-434-28310-9 C0077

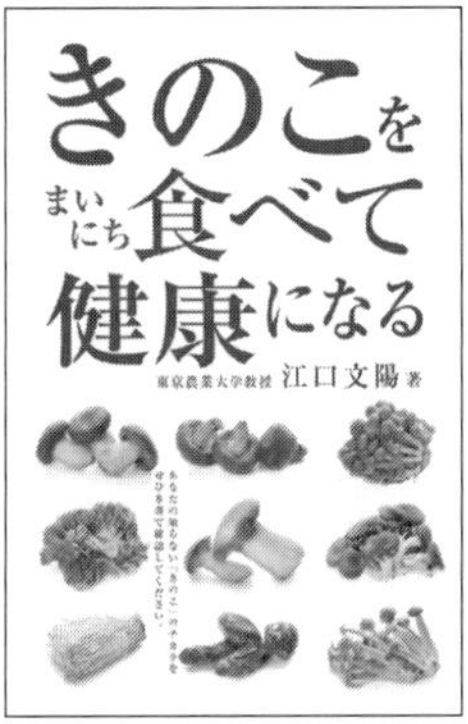

東京農業大学教授
江口文陽 著

四六判 並製・本文136頁／本体1,200円（税別）

私が学んだこと、追求し続けていることは、きのこの魅力や実力のほんの一端にすぎません。薬にも毒にもなるきのこ。食べておいしいきのこ。産地を活性化するきのこ。個人の健康や生活を豊かにすると同時に、経済効果をももたらす産品としての力も計りしれません。「きのことは何ぞや」。そこから始まり、知的好奇心と興味関心は、その生産から消費にいたるまで多彩に派生しました。まだ未知の領域もたくさん残されていますし、これほど奥深く、生涯を賭して向き合えるテーマに出会えたことは、本当に幸せなことだと思っています。 （はじめにより）

（シイタケ・シメジ・エノキタケ・マイタケ・ナメコ・エリンギの解説）

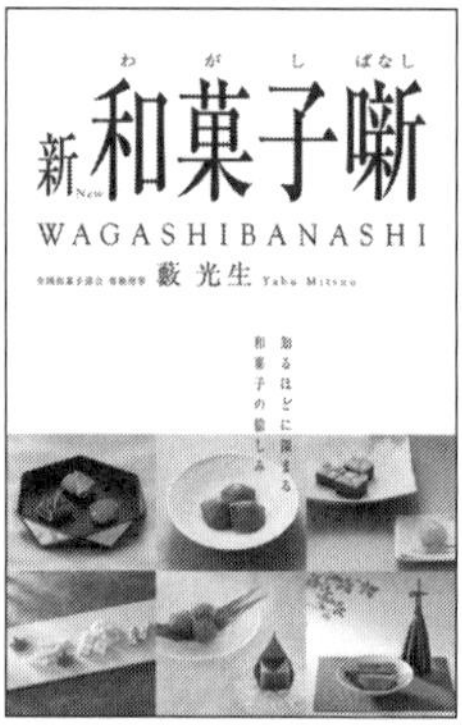

全国和菓子協会専務理事

藪 光生 著

四六判 並製・本文 184 頁／本体 1,200 円（税別）

素晴らしい言語表現を持つ日本人であるからこそ、独特の「食文化」を育んできたのだと感じているからです。和菓子は、その日本人の生活文化の中で育まれてきました。和菓子には語るべき歴史もあり、外国との交流がもたらした融和もあり、植物性の原材料がもたらす健康性もあり、郷土との結びつきやあの小さな形の中に季節を映しとる技もあります。何よりも日本人の日々の営みというか、生活の中に存在している文化こそが今日の和菓子を生み出したと思うのです。

（はじめにより）

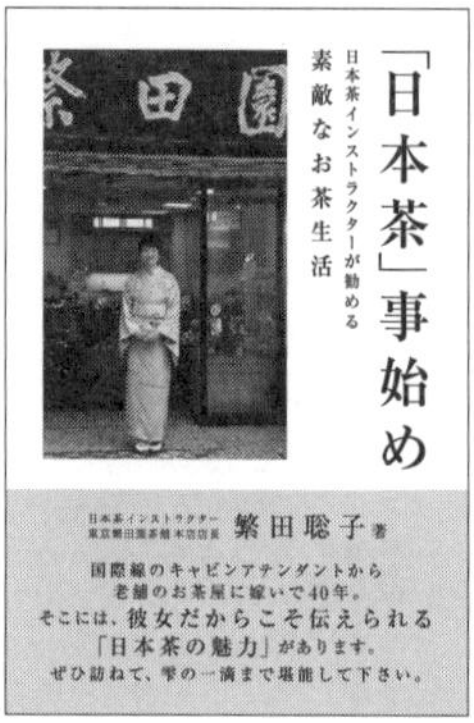

日本茶インストラクター・東京繁田園茶舗 本店店長

繁 田 聡 子（はんだ　さとこ）

四六判 並製・本文136頁／本体 1,400円（税別）

日本茶インストラクターの二期生として、様々な経験を積むことにより、日本茶の魅力と奥深さに心惹かれるようになっていきました。日本茶の持つ素晴らしさを、多くの方々に少しでもお伝えできればと願っています。本書では「お茶のおいしい淹れ方」や「日本茶にまつわる色々な話」を書いていますが、どうぞご自分なりのお茶との素敵なつき合い方を見つけて下さい。あなた流の楽しみ方に、日本茶はきっと十分に応えてくれるはずです。　（はじめにより）